G. H. Meuret · H. Löllgen

Reanimationsfibel

2., korrigierte und aktualisierte Auflage
mit 96 Abbildungen

Unter Mitarbeit von
A. Meuret und G. Deuschl

Geleitwort von K. Wiemers

Springer-Verlag
Berlin Heidelberg New York
London Paris Tokyo
Hong Kong Barcelona
Budapest

Prof. Dr. med. Gerhard Hans Meuret
Zimmermannweg 15, D-64289 Darmstadt

Prof. Dr. med. Herbert Löllgen
Chefarzt der Medizinischen Klinik, Abteilung Kardiologie,
Pneumologie, Krankenhausanstalten der Stadt Remscheid,
Burger Straße 211, D-42859 Remscheid

Dr. med. Andrea Meuret
Zimmermannweg 15, D-64289 Darmstadt

Dr. med. Günther Deuschl
Neurologische Klinik der Universitäts-Kliniken
Freiburg, Albert-Ludwigs-Universität,
Hauptstraße, D-79104 Freiburg i. Br.

2. Auflage Springer-Verlag Berlin Heidelberg New York

1. Auflage Springer-Verlag Berlin Heidelberg New York

Die Deutsche Bibliothek – CIP-Einheitsaufnahme
Meuret, Gerhard Hans: Reanimationsfibel / G. H. Meuret; H. Löllgen.
2., korr. u. akt. Aufl. – Unter Mitarb. v. A. Meuret u. G. Deuschl.
– Berlin; Heidelberg; New York; London; Paris; Tokyo; Hong Kong;
Barcelona; Budapest: Springer, 1994
ISBN-13: 978-3-540-57509-2 e-ISBN-13: 978-3-642-78683-9
DOI: 10.1007/978-3-642-78683-9
NE: Löllgen, Herbert

Dieses Werk ist urheberrechtlich geschützt. Die dadurch begründeten Rechte, insbesondere die der Übersetzung, des Nachdrucks, des Vortrags, der Entnahme von Abbildungen und Tabellen, der Funksendung, der Mikroverfilmung oder der Vervielfältigung auf anderen Wegen und der Speicherung in Datenverarbeitungsanlagen, bleiben, auch bei nur auszugsweiser Verwertung, vorbehalten. Eine Vervielfältigung dieses Werkes oder von Teilen dieses Werkes ist auch im Einzelfall nur in den Grenzen der gesetzlichen Bestimmungen des Urheberrechtsgesetzes der Bundesrepublik Deutschland vom 9. September 1965 in der jeweils geltenden Fassung zulässig. Sie ist grundsätzlich vergütungspflichtig. Zuwiderhandlungen unterliegen den Strafbestimmungen des Urheberrechtsgesetzes.

© Springer-Verlag Berlin Heidelberg 1988, 1994

Die Wiedergabe von Gebrauchsnamen, Handelsnamen, Warenbezeichnungen usw. in diesem Werk berechtigt auch ohne besondere Kennzeichnung nicht zu der Annahme, daß solche Namen im Sinne der Warenzeichen- und Markenschutz-Gesetzgebung als frei zu betrachten wären und daher von jedermann benutzt werden dürften.
Produkthaftung: Für Angaben über Dosierungsanweisungen und Applikationsformen kann vom Verlag keine Gewähr übernommen werden. Derartige Angaben müssen vom jeweiligen Anwender im Einzelfall anhand anderer Literaturstellen auf ihre Richtigkeit überprüft werden.
Grafiken der Abbildungen: Bureaux Bassler, Karlsruhe
Umschlaggestaltung: Struve & Partner, Atelier für Gestaltung, Heidelberg
Gesamtherstellung: Ernst Kieser GmbH, Neusäß
SPIN: 10090308   19/3130 – 5 4 3 2 1 0 – Gedruckt auf säurefreiem Papier

Geleitwort

Ratschläge zur Wiederbelebung sind bereits im historischen medizinischen Schrifttum häufig, wobei einerseits scheintote Neugeborene, andererseits Ertrinkungsunfälle im Vordergrund stehen. Neben etwas skurril anmutenden Verfahren, von denen hier nur das Tabakrauchklistier erwähnt sei, finden sich auch schon Vorläufer der heutigen trachealen Intubation und der Überdruckbeatmung mittels Schilfrohr und Blasebalg. Wirkungsweise und Effizienz mancher Techniken blieben bis in unsere Tage umstritten – erinnert sei an die verschiedenen Ausführungen und Ziele der manuellen Thoraxkompression, an die intrakardiale Injektion, die intraarterielle Transfusion und an die Kontroversen um die medikamentöse Herz-Kreislauf-Reanimation. Gleichzeitig wurden die Indikationen erweitert: Unfälle in Beruf, Verkehr und Sport, akzidentielle und suizidale Vergiftungen, aber auch spontane Ereignisse, wie der Kreislaufstillstand durch Herzinfarkt oder bedrohliche Herzrhythmusstörungen, spielen eine zunehmende Rolle.

Der Reanimatologie als Wissenschaft obliegt es, zunächst die zugrundeliegenden pathophysiologischen Abläufe zu analysieren. Dabei hat man es allenfalls zu Beginn mit nur einem Organ, im weiteren Verlauf stets mit allen lebenswichtigen Organsystemen gleichzeitig zu tun, und schon wenige Minuten nach einem kompletten Herz-Kreislauf- oder Atemstillstand wird die allgemeine Hypoxie zum beherrschenden Problem, wobei die einzelnen Organe bekanntlich ganz unterschiedliche Toleranz aufweisen. Die Schnelligkeit des Ablaufs erlaubt im Ernstfall nur ausnahmsweise wissenschaftlich exakte Messungen, so daß die Forschung auf Modellversuche angewiesen ist. Auch die Wirksamkeit von Medikamenten, ihre richtige Dosierung und der richtige Zeitpunkt ihrer Anwendung kann nur im Experiment objektiviert werden. Erst auf einer derartigen wissenschaftlichen Basis können praktische Vorschläge bzw. handfeste Richtlinien für die Reanimation bei Menschen erarbeitet oder neuere Erkenntnisse dafür berücksichtigt werden.

In diesem Sinne präsentieren die beiden Autoren – der eine Anästhesist, der andere Kardiologe – den heutigen Wissensstand. Sie können dabei nicht nur auf der aktuellen Weltliteratur, sondern auch auf ausgedehnten eigenen experimentellen Untersuchungen (insbesondere zur Reanimation des Herzens) sowie auf ihren Erfahrungen im Notarztdienst und in der Klinik aufbauen. Ich wünsche der knapp und eindringlich formulierten Fibel weite Verbreitung bei allen, die im Rettungs- und Notarztdienst, im Anästhesie- und Intensivbereich oder bei der Betreuung von Sportlern als Ärzte oder Helfer tätig sind oder sich darauf vorbereiten wollen.

Prof. Dr. K. Wiemers

Inhaltsverzeichnis

1	**Synopsis der kardipulmonalen Reanimation**	1
2	**Sofortdiagnostik bei Notfällen**	4
2.1	Feststellen der Bewußtlosigkeit	4
2.2	Erkennen von Störungen der Atmung	5
2.3	Feststellen eines Herz-Kreislauf-Stillstands	7
3	**Bergung und Lagerung von Bewußtlosen**	10
4	**Reanimation der Atmung**	14
4.1	Freimachen der Atemwege	14
4.2	Freihalten der Atemwege durch pharyngeale Tuben	20
4.3	Fremdkörperaspiration	23
4.4	Beatmung	27
4.4.1	Atemspende	27
4.4.2	Einfache Hilfsmittel	31
4.4.3	Maske und Atembeutel	32
4.4.4	Endotracheale Intubation	34
5	**Reanimation des Kreislaufs**	39
5.1	Präkordialer Schlag	39
5.2	Externe Herzmassage	41
5.2.1	Wirkungsmechanismus	41
5.2.2	Durchführung	46
5.3	Kombination von Beatmung und externer Herzmassage	50
5.4	Spezielle Formen der Reanimation	54
5.5	Stabilisierung vor dem Transport	55

VIII Inhaltsverzeichnis

6	Pharmakotherapie	57
6.1	Applikationswege für Medikamente	58
6.2	Phasen der Pharmakotherapie	62
6.2.1	Phase I: Wiederherstellung der suffizienten spontanen Pumpfunktion des Herzens	62
6.2.2	Phase II: Verbesserung und Stabilisierung der Herz-Kreislauf-Funktion	70
6.2.3	Phase III: Pharmakologische Protektion der vitalen Organe vor weiterer hypoxischanoxischer Schädigung	73
7	EKG-Diagnostik und Elektrotherapie	75
7.1	EKG-Diagnostik	75
7.2	Vorgehen nach dem EKG-Befund	77
7.3	Elektrotherapie der Herzrhythmusstörungen	80
7.3.1	Defibrillation bei Kammerflimmern	80
7.3.2	Schrittmachertherapie bei bradykarden Rhythmusstörungen	90
8	Reanimation von Säuglingen und Kindern	92
8.1	Ursachen eines Herz-Kreislauf-Stillstands	92
8.2	Besonderheiten der Basismaßnahmen	92
8.3	Elektrotherapie der Herzrhythmusstörungen	97
8.4	Fremdkörperaspiration	98
9	Spezielle Maßnahmen bei Neugeborenen	100
9.1	Lagerung	100
9.2	Absaugen	102
9.3	Stimulation durch taktile Reize	103
9.4	Beatmung	103
9.5	Herzdruckmassage	104
9.6	Medikamente	105
9.7	Volumensubstitution	105
10	Beginn und Beendigung von Reanimationsmaßnahmen	106
10.1	Beginn	106
10.2	Beendigung	106
10.2.1	Zeichen des Herztodes	107
10.2.2	Zeichen des Hirntodes	108

11 Ursachen des Herz-Kreislauf-Stillstands... 109

- 11.1 Pulmonale Ursachen... 109
- 11.2 Kardiale Ursachen... 110
- 11.2.1 Plötzlicher Herztod... 110
- 11.2.2 Bradykarde Arrhythmien... 111
- 11.2.3 Rhythmusstörungen ungeklärten Ursprungs... 111
- 11.2.4 Akuter Myokardinfarkt... 112
- 11.2.5 Akute Lungenembolie... 116
- 11.2.6 Perikardtamponade... 118
- 11.3 Stromunfall... 120
- 11.4 Hypothermie... 121
- 11.5 Blutverlust... 123
- 11.6 Ertrinken... 124
- 11.6.1 Begriffsbestimmungen... 124
- 11.6.2 Pathophysiologie... 124
- 11.6.3 Physiologische Schutzmechanismen... 126
- 11.6.4 Maßnahmen... 127
- 11.7 Vergiftungen... 131
- 11.7.1 Sicherung der Vitalfunktionen... 132
- 11.7.2 Entgiftung... 132

12 Reanimationserfolg... 135

13 Nachbehandlung auf der Intensivstation... 138

- 13.1 Anamnese... 139
- 13.2 Spezielle Diagnostik und Therapie... 132
- 13.3 Hinweise zur Durchführung und Beurteilung der Untersuchungsverfahren... 141
- 13.4 Weiterführende Diagnostik bei kardiovaskulären Grunderkrankungen... 144

14 Neurologische Beurteilung reanimierter Patienten (G. Deuschl)... 150

- 14.1 Neurologische Untersuchung komatöser Patienten... 150
- 14.2 Neurologische Erkrankungen nach hypoxischer Hirnschädigung... 152
- 14.3 Prognose nach hypoxischer Hirnschädigung... 154

15 Organisation der CPR ... 159
15.1 CPR in der Klinik ... 159
15.2 CPR außerhalb der Klinik ... 160

16 Notfallkoffer ... 165

17 Medikamente ... 167
17.1 Kreislaufwirksame Medikamente ... 167
17.1.1 Sympathikomimetika ... 167
17.1.2 Vasodilatanzien ... 171
17.1.3 Antiarrhythmika ... 173
17.1.4 Parasympathikolytika ... 176
17.1.5 β-Rezeptorenblocker ... 177
17.2 Diuretika ... 178
17.3 Bronchial wirksame Medikamente ... 179
17.3.1 Theophylline ... 179
17.3.2 Sympathikomimetika ... 179
17.4 Analgetika ... 180
17.4.1 Opiate ... 180
17.4.2 Parasympatholytika ... 183
17.4.3 Pyrazolonderivate ... 184
17.4.4 Sedativa vom Benzodiazepintyp ... 184
17.4.5 Neuroleptika ... 185
17.5 Anästhetika und Muskelrelaxanzien ... 185
17.6 Antiallergika ... 188
17.6.1 Antihistaminika ... 188
17.7 Kortikoide ... 188
17.8 Zentral wirksame Anticholinergika ... 190
17.9 Infusionslösungen ... 190
17.9.1 Plasmaersatzlösungen ... 190
17.9.2 Kristalloide Lösungen ... 191
17.9.3 Sonstige Lösungen ... 191
17.10 Antikoagulanzien ... 192
17.11 Antidote ... 193

Literaturverzeichnis ... 195

Sachverzeichnis ... 197

1 Synopsis der kardiopulmonalen Reanimation

(A) **Alarmierung, Atemwege freimachen**

Patient ansprechbar?
↓
Bewußtlosigkeit
↓
Rettungsdienst alarmieren (Tel. 112),
evtl. durch Umstehende
↓

Atemwege freimachen
- Reinigung von Mund und Rachen
- Kopf überstrecken und Unterkiefer vorziehen
- bei Fremdkörperaspiration: Heimlich-Handgriff

(B) **Beatmung**
↓
Atmung vorhanden?
↓
Atemstillstand
↓

Beatmung
- Kopf überstreckt halten
- 2 langsame Beatmungen
- Beatmungsfrequenz: beim Erwachsenen   10–12/min
                       beim Kind   15–20/min
                       beim Säugling und Kleinkind   20–30/min
                       beim Neugeborenen   40/min

2 Synopsis der kardiopulmonalen Reanimation

(C) Zirkulation

Karotispuls tastbar?
↓
kein Puls
↓

Herzdruckmassage

Kompressionsfrequenz:	beim Erwachsenen	80–100/min
	beim Kind	80–100/min
	beim Säugling und Kleinkind	>100/min
	beim Neugeborenen	120/min

1-Helfer-Methode	2-Helfer-Methode
Kompression: Ventilation 15:2 beim Erwachsenen 5:1 beim Kind und Säugling 4 Zyklen mit 15 Kompressionen und 2 Ventilationen ↓ Karotispuls tastbar?	Kompression: Ventilation 5:1 10 Zyklen mit 5 Kompressionen und 1 Ventilation ↓ Karotispuls tastbar?

(D) Medikamente („drugs")

Adrenalin
Indikation: alle Ursachen des Herz-Kreislauf-Stillstands.

Dosierung: Erwachsene 1 mg i.v. oder
2–3 mg intratracheal (verdünnt auf
10 ml in H_2O),

Kinder 0,01 mg/kg Körpergewicht i.v.,
(0,01 mg = 0,1 ml der 1:10000 verdünnten
Lösung),

Neugeborene 0,01–0,03 mg/kg KG
intratracheal oder in V. umbilicalis.

Wiederholung nach 3–5 min.

Lidocain

Indikation: nach Defibrillation bei ventrikulären Arrhythmien.

Dosierung: 1 mg/kg KG (2% Lösung).

E (Elektrotherapie)

Defibrillation (so früh wie möglich)

Stromstärke: 200 J
↓
erfolglos
↓
200 – 300 J
↓
erfolglos
↓
360 J
ggf. mehrmals wiederholen

2 Sofortdiagnostik bei Notfällen

Um bei einem Notfallpatienten ohne Verzögerung die richtigen Maßnahmen beginnen zu können, ist es wichtig, die Vitalfunktionen rasch nach einem einfachen Schema zu überprüfen. Jeder Schritt des bekannten ABC-Schemas der kardiopulmonalen Reanimation (CPR) beginnt mit der Überprüfung der entsprechenden Vitalfunktionen.

Sofortdiagnostik
– Bewußtlosigkeit?
– Atemstillstand?
– Herz-Kreislauf-Stillstand?

Maßnahmen
– Atemwege freimachen
– Beatmung
– Zirkulation wiederherstellen

2.1 Feststellen der Bewußtlosigkeit

Der Helfer sollte
1. den Patienten laut ansprechen: „Hallo, geht es Ihnen gut?" „Sind Sie in Ordnung?"
2. die Reaktion auf heftige Berührung (schütteln, auf die Wange klopfen) oder Schmerz (Ohrläppchen kneifen) prüfen.

Damit wird vermieden, daß bei einem Patienten, der nicht bewußtlos ist, Wiederbelebungsmaßnahmen begonnen werden.

Beachte: Wenn der Patient ein Trauma des Kopfes oder des Halses erlitten hat, sollte der Helfer den Patienten nur dann bewegen, wenn es absolut notwendig ist. Unrichtige Bewegungen können zu einer Querschnittssymptomatik führen.

Alarmierung: Nach Hilfe rufen, wenn der Patient bewußtlos ist! (Abb. 1) Eine weitere Person sollte die *Notfallmeldung* übernehmen.

Erkennen von Störungen der Atmung

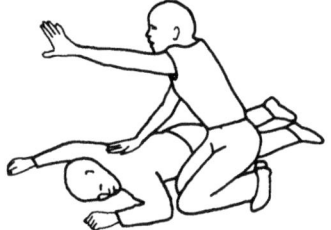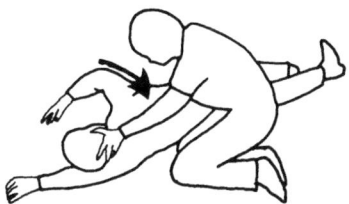

Abb. 1. Sofort Hilfe herbeirufen, wenn Bewußtlosigkeit festgestellt ist! Bei Herz-Kreislauf-Stillstand Patient auf den Rücken lagern!

Sie soll folgende Informationen enthalten:
1. Wo ist es passiert?
2. Was ist passiert?
3. Wann ist es passiert?
4. Wieviele Personen sind beteiligt?
5. Wer alarmiert?

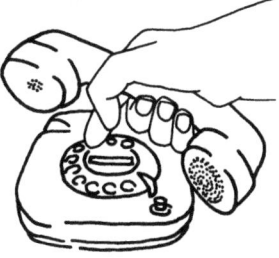

Tel. 1 1 2

2.2 Erkennen von Störungen der Atmung

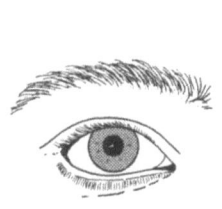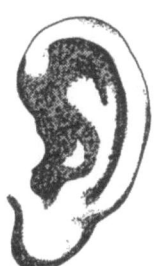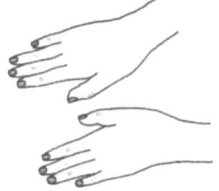

Ein Atemstillstand wird auf folgende Weise festgestellt:
Bei zyanotischer Hautfarbe ist an einen Atemstillstand zu denken.

Auch bei genauer Beobachtung sind keine Atembewegungen von Thorax und Abdomen zu sehen. Es ist keine Luftströmung aus Mund und Nase hör- und fühlbar. Auf eine teilweise Atemwegsverlegung deuten schnarchende und gurgelnde Geräusche hin (Abb. 2).

6   Sofortdiagnostik bei Notfällen

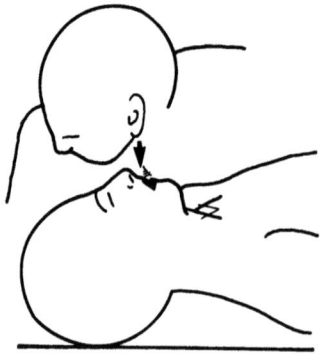

Abb. 2. Überprüfung der Atmung durch Hören

Die normale Atmung ist bei Umgebungsgeräuschen nicht zu hören. Zusätzlich kann die Atmung durch folgende Handgriffe überprüft werden:

1. Eine Hand wird vor Mund und Nase gehalten (Abb. 3a). Bei Atemstillstand ist keine Luftströmung aus Mund oder Nase zu fühlen.

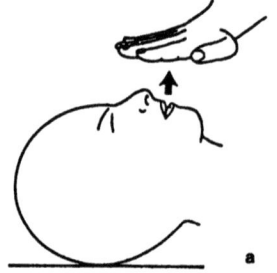

Abb. 3a–c. Überprüfung der Atmung durch Fühlen.
a Eine Hand wird vor Mund und Nase gehalten;
b Tasten der Bewegungen von Brustkorb und Oberbauch;
c Tasten der Seitwärtsbewegungen des Thorax

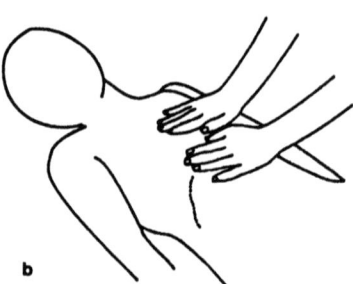

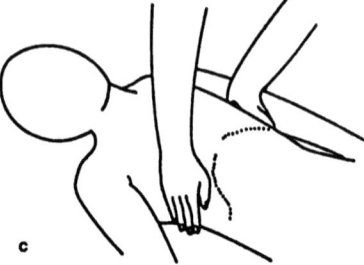

2. Eine Hand wird flach auf den Oberbauch, die zweite parallel dazu auf den unteren Bruskorb aufgelegt (Abb. 3b). Bei vorhandener Spontanatmung sind Bewegungen von Bauchwand oder Thorax festzustellen.
3. Eine Hand wird links, die andere rechts seitlich am Thorax aufgelegt (Abb. 3c). Die Seitwärtsbewegungen des Thorax sind hierbei gut zu fühlen, wenn der Patient spontan atmet.

2.3 Feststellen eines Herz-Kreislauf-Stillstands

Die Symptome des akuten Herz-Kreislauf-Stillstands treten nach unterschiedlicher Zeitspanne auf.

Sofort: *fehlender Puls der A. carotis.*
Nach 10–20 s: Bewußtlosigkeit.
Nach 15–30 s: Atemstillstand oder Schnappatmung.
Nach 60–90 s: weite reaktionslose Pupillen.

Eine blasse oder zyanotische Haut kann sich schon vor dem Herz-Kreislauf-Stillstand (Schock, Störungen der Atmung) oder nach Herz-Kreislauf-Stillstand zeigen.

Weite, reaktionslose Pupillen gehören nicht obligat zur Diagnose Herz-Kreislauf-Stillstand.

Vor allem bei älteren Personen kann die Pupillenerweiterung vollständig fehlen.

Deshalb darf für die Pupillendiagnostik nicht zuviel Zeit aufgewendet werden.

Tasten des Pulses: Der Puls kann an 3 Stellen getastet werden:
- A. carotis (Abb. 4),
- A. femoralis (Abb. 5),
- A. radialis (Abb. 6).

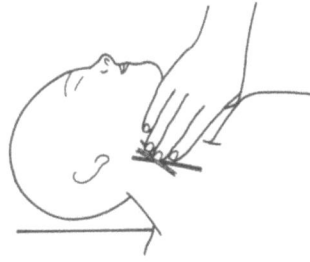

Abb. 4. Tasten des Karotispulses. Daumen und die 3 großen Finger einer Hand umfassen den Kehlkopf. Die 3 Finger gleiten seitwärts in die Vertiefung, die gebildet wird vom Larynx und dem seitlichen Halsmuskel (STM). Hier muß der Karotispuls zu tasten sein

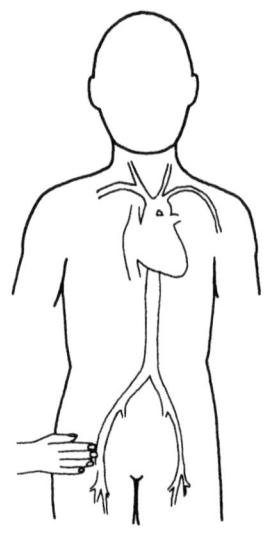

Abb. 5. Tasten des Femoralispulses. Die A. femoralis wird in der Leistenbeuge getastet, und zwar im ersten Drittel der Verbindungslinie zwischen Schritt und Beckenkamm

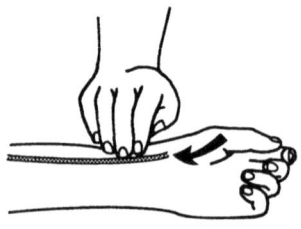

Abb. 6. Tasten des Radialispulses. Drei Finger einer Hand gleiten vom Daumenballen in Richtung Ellenbeuge. In der Grube, die gebildet wird vom Radius und den Sehnen der Fingerbeuger, liegt die A. radialis

Besteht bei einem Bewußtlosen kein unmittelbarer Verdacht auf Herz-Kreislauf-Stillstand, wird zunächst der Radialispuls getastet.
Ist der Radialispuls nicht tastbar, wird die A. carotis palpiert.
Für die Diagnose Herz-Kreislauf-Stillstand ist die Pulslosigkeit der A. carotis ausschlaggebend.

Aufsuchen des Karotispulses: Mit der linken Hand flach auf der Stirn wird der Kopf überstreckt gehalten, während Zeige- und Mittelfinger der rechten Hand den Karotispuls tasten.
Der Karotispuls liegt in einer Grube, die gebildet wird vom Larynx und den seitlichen Halsmuskeln.
Er soll an beiden Seiten hintereinander ohne starken Druck getastet werden, um eine Kompression der Arterie zu vermeiden. Die gleichzeitige Palpation beider Karotiden kann den Blutstrom zum Gehirn vermindern.

3 Bergung und Lagerung von Bewußtlosen

Bergung: Ein Bewußtloser wird aus einem Kraftfahrzeug oder aus einer Gefahrenzone mit dem *Rautek-Griff* geborgen (Abb. 7).

Technik des Rautek-Griffs
1. Der Helfer stellt sich mit leicht gespreizten Beinen hinter den Verletzten (Abb. 7a).
2. Der Oberkörper des Verletzten wird nach vorne gebeugt (Abb. 7b).
3. Die Arme des Helfers werden unter den Armen des Verletzten nach vorne gestreckt und fassen einen (nichtverletzten) Arm des Patienten vor der Brust (Abb. 7c).
4. Der Bewußtlose wird vorsichtig über die Knie des Helfers hochgezogen (Abb. 7d).

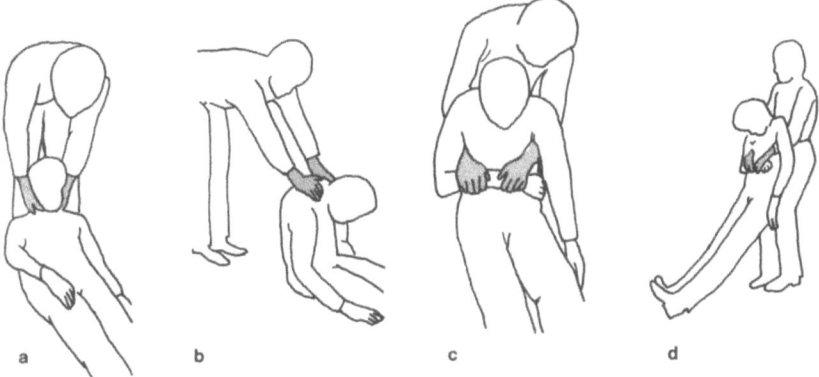

Abb. 7a–d. Bergung eines Bewußtlosen mit dem Rautek-Griff (Erläuterungen s. Text)

Die Überprüfung der Vitalfunktionen muß möglichst schnell erfolgen. Von einem geübten Helfer sollten deshalb alle Vitalfunktionen gleichzeitig überprüft werden (Diagnostischer Schritt):

- Anrufen des Patienten,
- Beobachten der Thoraxbewegung und der Hautfarbe,
- Tasten des Karotispulses.

Dadurch kann innerhalb weniger Sekunden ein Herz-Kreislauf-Stillstand mit Atemstillstand und Bewußtlosigkeit festgestellt werden.

EKG-Diagnostik: Das EKG ist das einzige Verfahren, das die Feststellung der Art des Herz-Kreislauf-Stillstands erlaubt.
Technische Fehler müssen ausgeschlossen sein.

Merke: Das Anschließen eines EKG darf den Beginn der Basismaßnahmen niemals verzögern, denn die Basismaßnahmen und die Pharmakotherapie sind zunächst für alle Arten des EKG-Befunds identisch. Ausnahme ist der beobachtete Herz-Kreislauf-Stillstand (von weniger als 2 min Dauer) und die Möglichkeit, sofort zu defibrillieren.

Für den Einsatz des Defibrillators ist die Kenntnis des EKG-Befunds i. allg. notwendig.

Steht ein Defibrillator ohne EKG-Monitor zur Verfügung, so sollte bei Verdacht auf Kammerflimmern „blind" defibrilliert werden.

Einzelheiten zur EKG-Diagnostik siehe S. 75 ff.

Vorsicht: Bei Verletzten im Auto muß vorher überprüft werden, ob die Füße eingeklemmt sind (z. B. zwischen Gas- und Kupplungspedal). Ein Verletzter im Auto wird zunächst mit dem Gesäß seitlich zur Tür gedreht, bevor der Rautek-Griff angewandt wird.

Lagerung: *Beim spontanatmenden Bewußtlosen* besteht die Gefahr der Verlegung der Atemwege durch die Zunge und der Aspiration von Erbrochenem (Abb. 8). Er wird deshalb in die *stabile Seitenlage* gebracht. (Nicht bei Verdacht auf Trauma der Halswirbelsäule.)

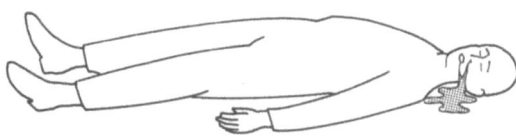

Abb. 8. Gefahr der Aspiration von Erbrochenem beim Bewußtlosen in der Rückenlage wegen des Gefälles der Luftröhre

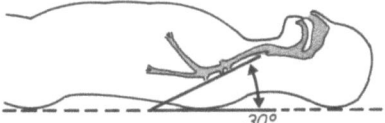

Technik der stabilen Seitenlagerung

Der Helfer kniet seitlich vor dem Patienten.

1. Das näherliegende Bein anwinkeln (Abb. 9a).
2. Die näherliegende Hand unter das Gesäß schieben,
3. den anderen Arm anwinkeln und die Hand auf den Bauch legen (Abb. 9b).
4. Vorsichtig unter die Schulter und das Gesäß (Hosenbund, Rockbund) der Gegenseite fassen und den Patienten vorsichtig zur Seite drehen (Abb. 9c).
5. Den Kopf überstrecken, wobei das Gesicht schräg nach unten zeigt;
6. die Hand des oberen Armes zur Unterstützung der Kopflage unter die Wange schieben;
7. den Unterarm vorsichtig nach hinten unter dem Körper durchziehen und am Körper anlegen.

Der Arm hinter dem Rücken verhindert das Zurückrollen des Bewußtlosen und „stabilisiert" somit die Seitenlage (Abb. 9d).

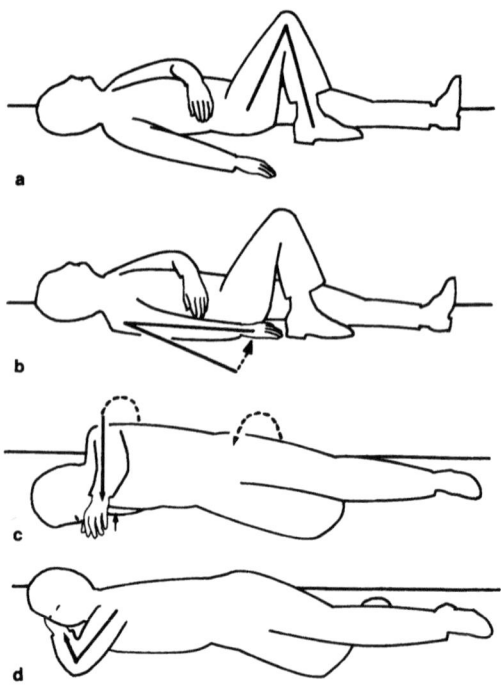

Abb. 9a–d. Technik der stabilen Seitenlagerung (Erläuterungen s. Text)

Ein Patient der reanimiert werden muß, wird auf dem Rücken gelagert. Ein Kissen oder ein gefaltetes Tuch unter den Schultern erleichtert die Überstreckung des Kopfes. Unter den Kopf eines bewußtlosen Patienten sollte nie ein Kissen gelegt werden, da der Kopf hierdurch nach vorne gebeugt und eine Verlegung der Atemwege verursacht wird. Ausnahme: Zur endotrachealen Intubation wird eine Decke oder ein Kissen unter den Kopf gelegt.

Beim Polytraumatisierten sollte der Kopf nur leicht, nicht maximal überstreckt werden. Er darf nicht zur Seite gedreht oder nach vorn gebeugt werden. Muß der Patient dennoch gedreht werden, um seine Atemwege freizumachen, so sind Kopf, Hals und Brust in einer Linie zu halten, während ein zweiter Helfer den Patienten dreht.

Abnehmen eines Sturzhelms: Bei einem bewußtlosen Motorradfahrer kann die Atmung erst nach Abnahme des Sturzhelms ausreichend beurteilt werden. Hierzu sind 2 Helfer notwendig.

Um bei Verdacht auf HWS-Trauma zusätzliche Schäden der Halswirbelsäule zu vermeiden, muß der Sturzhelm nach der folgenden Technik abgenommen werden.

1. Visier anheben und ggf. Brille abnehmen;
2. Helfer A (rechts) hält Kopf und Helm mit beiden Händen stabil;
3. Helfer B (links) öffnet den Kinnriemen (Abb. 10a).
4. Helfer B hält den Hals gestreckt, indem er mit einer Hand unterhalb des Unterkiefers und mit der zweiten Hand im Nacken Zug am Kopf kranialwärts ausübt;
5. Helfer A weitet den Helm seitlich aus, kippt ihn leicht nach hinten und zieht ihn nach oben (Abb. 10b).
6. Helfer A übernimmt die Streckung von Helfer B, bis der Bewußtlose richtig gelagert ist (Abb. 10c, d).

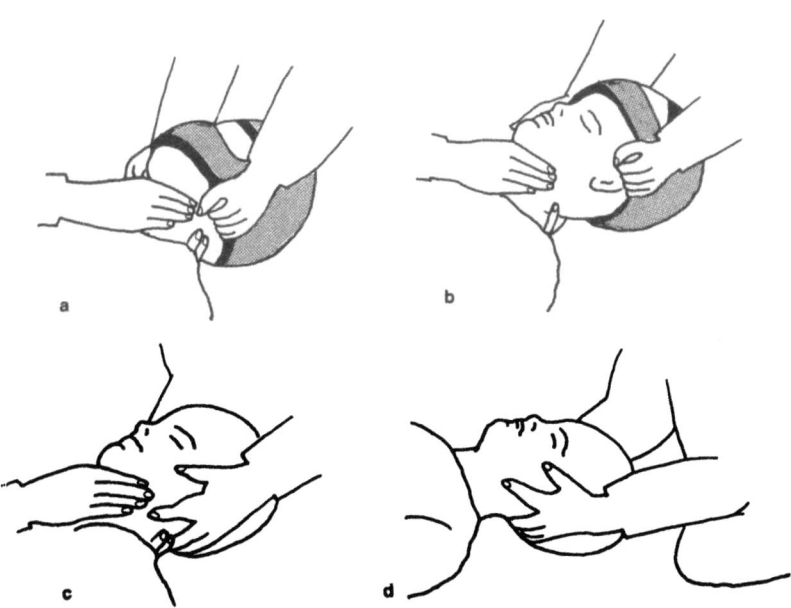

Abb. 10a–d. Helmabnahme beim Bewußtlosen (Erläuterungen s. Text)

4 Reanimation der Atmung

4.1 Freimachen der Atemwege

Bei einem tiefbewußtlosen Patienten fällt in Rückenlage die Zunge nach hinten in den Hypopharynx und blockiert den Kehlkopfeingang (Abb. 11). Meistens kann die freie Atemwegpassage durch einfaches Überstrecken des Kopfes in den Nacken erreicht werden.

Hierzu gibt es 3 Methoden:
1. Kopf wird durch Anheben des Nackens überstreckt (Abb. 12). Hierzu wird eine Hand unter den Nacken, die andere flach auf die Stirn gelegt. *Nachteil:* Mund öffnet sich hierbei nicht immer.
2. Kopf wird mit einer flach auf der Stirn aufgelegten Hand überstreckt, wobei die zweite Hand das Kinn hochzieht.

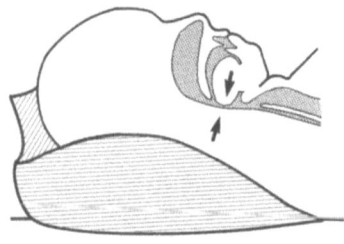

Abb. 11. Die zurückgefallene Zunge ist das häufigste mechanische Atemweghindernis beim Bewußtlosen

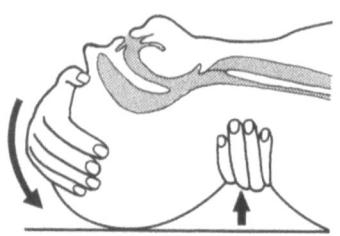

Abb. 12. Überstrecken des Kopfes durch Anheben des Nackens

Freimachen der Atemwege 15

Hierbei ist es gut möglich, den Mund leicht zu öffnen. Es ist darauf zu achten, daß der Hals unterhalb des Kinns nicht komprimiert wird.
Diese 2. Methode ist als wirksamste Technik zum Freimachen der Atemwege für Laien zu empfehlen.
3. Der Dreifachhandgriff, bestehend aus
a) Überstrecken des Kopfes,
b) Vorschieben des Unterkiefers,
c) Öffnen des Mundes,
ist die sicherste Methode zum Freihalten der oberen Luftwege (Abb. 13–15).

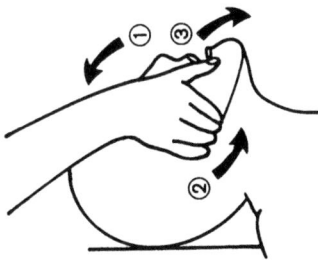

Abb. 13. Dreifachhandgriff zum Freimachen der Atemwege bei vorhandener Spontanatmung.
Schritt 1: Überstrecken des Kopfes nach hinten; Schritt 2: Vorschieben des Unterkiefers, bis die untere Zahnreihe vor die obere gelangt; Schritt 3: Öffnen des Mundes durch Herabziehen des Unterkiefers mit dem Daumen

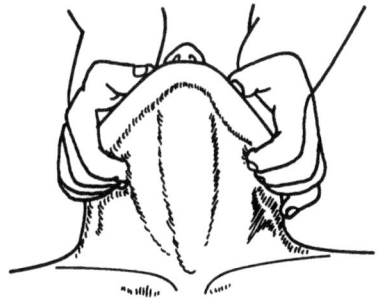

Abb. 14. Dreifachhandgriff, Blick von unten. Der Helfer befindet sich hinter dem Kopf des Patienten. Die Hände werden beidseits auf die Wangen aufgelegt, Finger im Kieferwinkel, Daumen auf dem Unterkiefer des Patienten

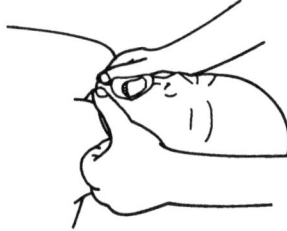

Abb. 15. Dreifachhandgriff, Öffnen des Mundes. Die Daumen drücken den Unterkiefer und die Unterlippe nach unten

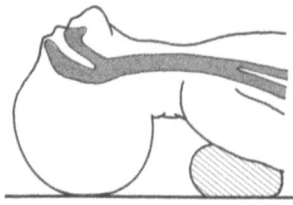

Abb. 16. Freihalten der Atemwege: Durch eine unter die Schultern geschobene Rolle bleibt der Kopf in überstreckter Position

Eine unter die Schultern gelegte Rolle (z. B. Decke, Kissen) stabilisiert den Kopf in der überstreckten Position (Abb. 16). Dadurch wird die freie Atemwegpassage aufrechterhalten.

Bei Patienten mit Verdacht auf Verletzungen der Halswirbelsäule wird der Kopf zunächst nicht oder nur leicht überstreckt. Der Kopf muß hierbei – wie bei der Helmabnahme (Abb. 10) – sorgfältig stabilisiert werden.

Technik des Dreifachhandgriffs

1. Mit den seitlich am Kopf angelegten Händen wird der Kopf nach hinten in den Nacken überstreckt.
2. Vier Finger beider Hände umfassen den Unterkieferwinkel vor den Ohrläppchen und ziehen den Unterkiefer nach vorn. Die untere Zahnreihe wird dabei vor die obere Zahnreihe geschoben.
3. Die Daumen werden auf dem Kinn aufgelegt und schieben die Unterlippe von der Zahnreihe zurück.

Zum Öffnen des Mundes drücken beide Daumen auf das Kinn.

Freimachen der Atemwege mit der Hand und durch Absaugen: Läßt sich ein Patient nicht beatmen, obwohl der Dreifachhandgriff (Überstrecken des Kopfes, Vorschieben des Unterkiefers, Öffnen des Mundes) richtig durchgeführt wurde, ist eine Verlegung der Atemwege durch Fremdkörper anzunehmen. In diesem Fall ist der Mund weit zu öffnen und von Fremdmaterial (Blut, Sekret, Erbrochenes, Gebiß, Speisereste) zu reinigen.

Wenn kein Absauger vorhanden ist, müssen hierzu Zeige- und Mittelfinger benutzt werden.

Drei Methoden der Mundöffnung (zum Reinigen, Absaugen oder Einführen eines oropharyngealen Tubus)

1. Öffnen des Mundes mit dem Dreifachhandgriff:
3 Finger einer Hand greifen in den Kieferwinkel. Der Zeigefinger drückt den Unterkiefer nach unten. Der Daumen hält den Mund offen, indem er die Wange zwischen Ober- und Unterkiefer schiebt. Der Zeigefinger der anderen Hand wird an der Zahnreihe entlang hinter die Zähne geführt (Abb. 17). Diese Methode wird angewandt, um den Mund bei zusammengepreßten Zähnen zu öffnen.
2. Öffnen des Mundes mit überkreuzten Daumen und Zeigefinger (Abb. 18):
Der Zeigefinger drückt gegen die oberen Zähne, der Daumen gegen die unteren Zähne. Zur Unterstützung kann der Zeigefinger der anderen Hand nach oben gegen den Daumen des Patienten drücken.

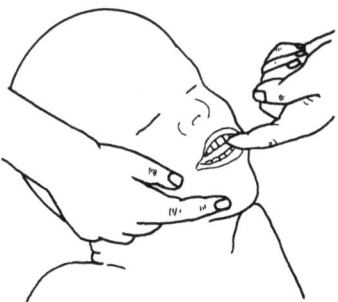

Abb. 17. Öffnen des Mundes mit dem Dreifachhandgriff. Ein Zeigefinger wird zwischen die Zähne geschoben. Zusätzlich wird der Mund offengehalten, indem der Daumen der anderen Hand die Wange zwischen die obere und untere Zahnreihe drückt

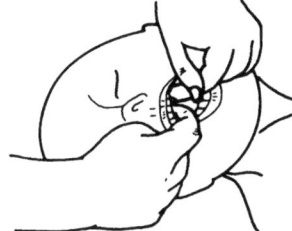

Abb. 18. Öffnen des Mundes mit überkreuztem Daumen und Zeigefinger

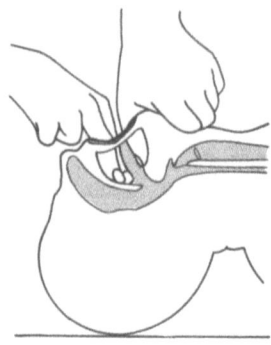

Abb. 19. Öffnen des Mundes bei erschlafftem Kiefergelenk

3. Öffnen des Mundes bei vollständig erschlafftem Kiefergelenk (Abb. 19):
Den Daumen einer Hand tief in den Rachen einführen und Zungengrund nach vorne drücken.
Gleichzeitig werden der Unterkiefer und das Kinn zwischen Daumen und den übrigen Fingern nach vorne geschoben.
Mit den Fingern der anderen Hand können vorhandene Fremdkörper aus dem Rachen entfernt werden (s. unten).
Diese Methode kann nur bei gut entspanntem Unterkiefer angewandt werden.

Ohne Hilfsmittel können feste Teile ausgeräumt werden, indem Zeige- und Mittelfinger wie eine Pinzette angewandt werden.
Sehr wirksam ist die Reinigung des Mund- und Rachenraumes mit Kornzange und Tupfer (Abb. 20). Ohne Sicht sollten Kornzange oder Pinzette jedoch nicht zum Greifen fester Fremdkörper benutzt werden.

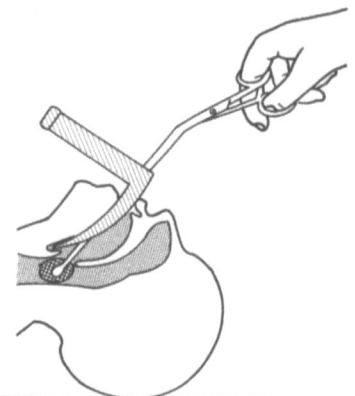

Abb. 20. Reinigung des Rachenraums mit Kornzange und Tupfer unter laryngoskopischer Sicht

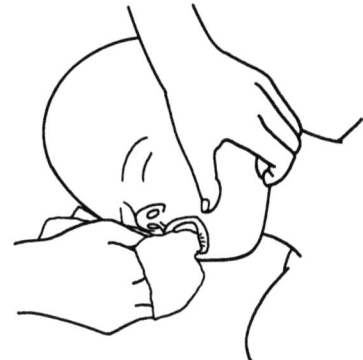

Abb. 21. Ausräumen von flüssigem Fremdmaterial mit den Fingern

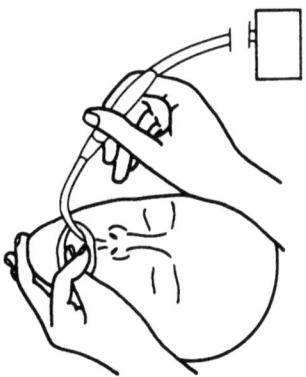

Abb. 22. Absaugen des Rachenraums. Der Mund wird z. B. mit überkreuztem Daumen und Zeigefinger geöffnet. Mit einem leistungsfähigen Absauggerät können auch halbfeste Speisereste oder geronnenes Blut abgesaugt werden

Soll flüssiges Fremdmaterial ohne Absauger entfernt werden, so wird zunächst der Mund mit dem Dreifachhandgriff geöffnet. Danach wird der Kopf auf die Seite gedreht. Der Daumen schiebt die Wange zwischen Ober- und Unterkiefer und hält dadurch den Mund offen. Die Finger können zum Ausräumen mit einem Tuch umwickelt werden (Abb. 21).

Absaugen: Flüssiges und halbfestes Material wird mit einem harten Sauger, der zahlreiche seitliche Löcher am Ende aufweist, aus dem Mund abgesaugt (Abb. 22). Zum Absaugen des Traheobronchialbaums und des Nasopharynx wird ein weicher, an der Spitze gebogener Katheter benutzt. Der Absaugkatheter wird ohne Sog eingeführt und unter Drehen und Saugen zurückgezogen.

Leistungsfähige Absaugegeräte gehören zur Grundausstattung jedes Notarztwagens und Rettungswagens.

4.2 Freihalten der Atemwege durch pharyngeale Tuben

Nasopharyngeale oder oropharyngeale Tuben vermeiden das Zurückfallen des Zungengrundes und halten so die Atemwege frei. Außerdem verhindern sie, daß die Atemwege durch Lippen, Zähne oder Sekret in der Nase verschlossen werden.
Pharyngeale Tuben sind nur bei bewußtlosen Patienten einzusetzen. Bei erhaltenen Schutzreflexen können derartige Tuben durch Irritation des Hypopharynx Laryngospasmus und Erbrechen auslösen.
Nasopharyngeale Tuben können auch bei fest zusammengepreßten Zähnen (Trismus) angewandt werden und werden von somnolenten Patienten besser toleriert.
Sie haben jedoch den Nachteil, starkes Nasenbluten auslösen zu können.

Einführen pharyngealer Tuben

Oropharyngealer Tubus (Guedel; Abb. 23, 24):

1. Mund öffnen (Technik s. o.).
2. Tubus mit der Biegung nach oben oberhalb der Zunge vorbeischieben.
3. Tubus während des Vorschiebens um 180° drehen.
4. Beachten, daß Zunge während der Drehung nach vorne und nicht fälschlicherweise nach hinten in den Rachen gedrängt wird.

Richtige Größe des Guedel-Tubus ist wichtig, um gefährliche Fehllagen zu vermeiden.

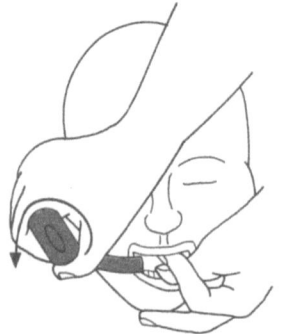

Abb. 23. Einführen eines oropharyngealen Tubus (Guedel)

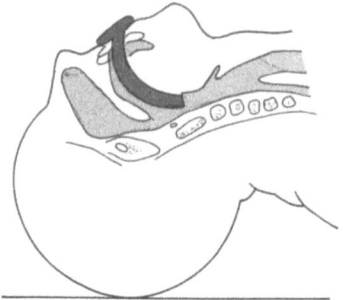

Abb. 24. Ein oropharyngealer Tubus verhindert, daß die Zunge zurückfällt

Nasopharyngealer Tubus (Wendl; Abb. 25):
1. Tubus gleitfähig machen (Salbe mit Lokalanästhetikum).
2. Öffnung des Tubus zeigt zuerst nach oben.
3. Tubus während des Einführens nach Widerstandsverlust (Passage an den Nasenmuscheln) um 180° drehen.
4. Tubus vorschieben bis Atemgeräusch deutlich hörbar ist. Bei zu tiefem Vorschieben besteht die Gefahr des Laryngospasmus und der Ösophagusintubation.
5. Tubus erst nach Überprüfung der korrekten Lage fixieren (Abb. 26).

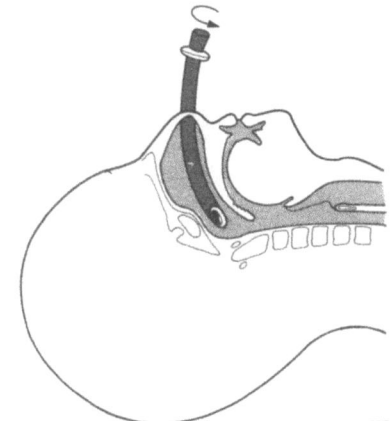

Abb. 25. Einführen eines nasopharyngealen Tubus (Wendl). Beachte, daß der Tubus beim Einführen gedreht werden muß

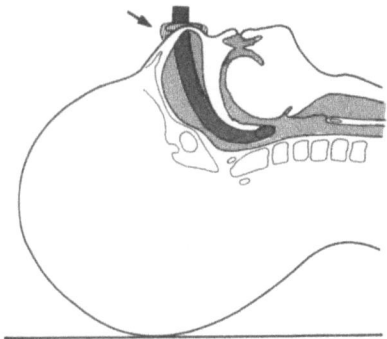

Abb. 26. Nach Überprüfung der korrekten Lage wird der nasopharyngeale Tubus mit Pflaster fixiert

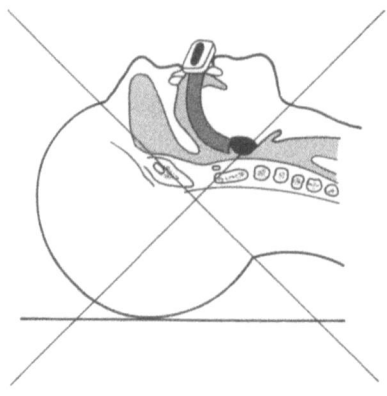

Abb. 27. Gefahr durch zu kurzen Guedel-Tubus: Zungengrund kann Öffnung des Tubus verlegen

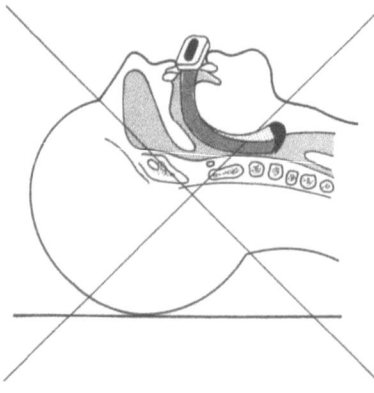

Abb. 28. Gefahr durch zu langen Guedel-Tubus: Öffnung kann gegen den Epiglottisdeckel drücken

Fehler und Gefahren bei Anwendung pharyngealer Tuben

1. Traumatisierung von Zunge und Rachen bei falscher Anwendung.
2. Nasenbluten durch nasopharyngeale Tuben.
3. Zunge kann in Hypopharynx gedrückt werden und Larynx verlegen.
4. Beschädgung der Schneidezähne durch Guedel-Tubus.
5. Lippen werden zwischen Tubus und Zähne eingeklemmt.
6. Bei zu kurzen Tuben verlegt die Zunge die Öffnung am Tubusende (Abb. 27).
7. Bei zu langen Tuben kann die Öffnung gegen die Rachenwand im Recessus piriformis drücken oder den Epiglottisdeckel gegen den Larynx pressen (Abb. 28). Hierdurch können vagale Arrhythmien, Laryngospasmus und Brechreiz ausgelöst werden.

4.3 Fremdkörperaspiration

Wenn die oberen Luftwege durch einen Fremdkörper verlegt werden, droht akute Erstickungsgefahr. Ein akutes Bolusgeschehen tritt meist beim Essen auf. An die Möglichkeit einer Fremdkörperaspiration muß gedacht werden, wenn jemand plötzlich ohne erkennbaren Grund aufhört zu atmen, zyanotisch und schließlich bewußtlos wird. Bei vollständiger Verlegung der Atemwege tritt infolge der Hypoxie rasch Bewußtlosigkeit und nach einigen Minuten Herzstillstand auf. Sofort nach mechanischem Verschluß der oberen Atemwege – meist des Hypopharynx über dem Kehlkopfeingang – würgt der Betroffene, faßt sich panikartig an den Hals. Solange der Patient noch bei Bewußtsein ist, wird er aufgefordert, kräftig zu husten und den Fremdkörper auszuspukken. Gelingt dies nicht oder wird der Patient bewußtlos, ist der Heimlich-Handgriff anzuwenden.

Heimlich-Handgriff: Der Heimlich-Handgriff (subdiaphragmale abdominale Kompression) wird bei kompletter Atemwegsobstruktion empfohlen.

Technik des Heimlich-Handgriffs

(a) Patient ist nicht bewußtlos:
1. Helfer umgreift den Oberbauch des Patienten von hinten (Abb. 29).
2. Helfer schließt eine Hand zur Faust.
3. Die Faust wird mit der Daumenseite zwischen Nabel und Schwertfortsatz des Patienten gelegt.
4. Die zweite Hand umschließt die Faust (Abb. 30).
5. Der Oberbauch des Patienten wird mit kräftigen und schnellen kranialwärts gerichteten Stößen komprimiert.
Die Stöße müssen evtl. bis zu 10mal wiederholt werden.

(b) Patient ist bewußtlos:
Ein bewußtloser Patient wird zur Durchführung des Heimlich-Handgriffs auf dem Rücken gelagert.
Die kranialwärts gerichteten Druckstöße werden ähnlich der Technik der externen Herzmassage zwischen Nabel und Schwertfortsatz durchgeführt (Abb. 31).

Reanimation der Atmung

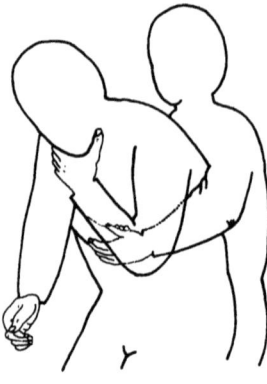

Abb. 29. Heimlich-Handgriff: Bei Fremdkörperaspiration würgt der Patient und faßt sich panikartig an den Hals. Der Helfer umgreift den Oberbauch des Patienten von hinten und führt kräftige kranialwärts gerichtete Druckstöße aus

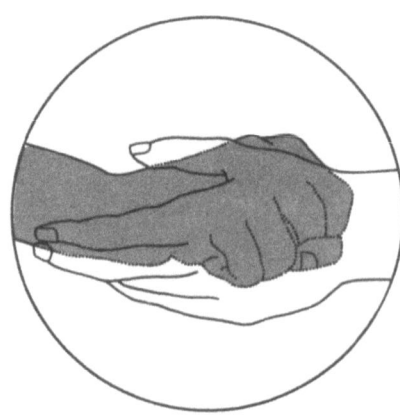

Abb. 30. Heimlich-Handgriff: Eine Hand wird zur Faust geballt auf den Oberbauch gelegt und von der anderen Hand umfaßt

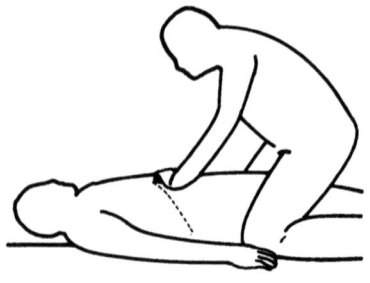

Abb. 31. Heimlich-Handgriff bei bewußtlosen Patienten: kranialwärts gerichtete Druckstöße zwischen Nabel und Schwertfortsatz

Die Wirkungsweise des Heimlich-Handgriffs ist nicht vollständig klar. Durch die rasche intraabdominale Drucksteigerung soll ein künstlicher Hustenstoß erzeugt werden. Dies hat Heimlich aus Einzelbeobachtungen geschlossen.

Falls der Heimlich-Handgriff nicht zum Erfolg führt, wird versucht, den Fremdkörper mit Zeige- oder Mittelfinger zu fassen und aus dem Hypopharynx zu befördern.

Bei Säuglingen, Kleinkindern, Schwangeren und Adipösen soll der Heimlich-Handgriff nicht angewandt werden (s. unten).

Gefahren des Heimlich-Handgriffs:

- Regurgitation,
- Aspiration,
- Magenruptur,
- Leberruptur,
- Aortenruptur.

Schläge zwischen die Schulterblätter: Die früher empfohlenen Schläge zwischen die Schulterblätter werden nur noch für Säuglinge und Kleinkinder sowie Schwangere und Adipöse empfohlen, bei denen der Heimlich-Handgriff nicht angewandt werden soll (Abb. 32).

Durch Schläge zwischen die Schulterblätter sind Fremdkörper in einzelnen Fällen tiefer in den Bronchialbaum gerutscht.

Wenn diese Methode angewandt wird, sollen Kopf und Oberkörper tiefer gelagert werden als die übrigen Körperteile.

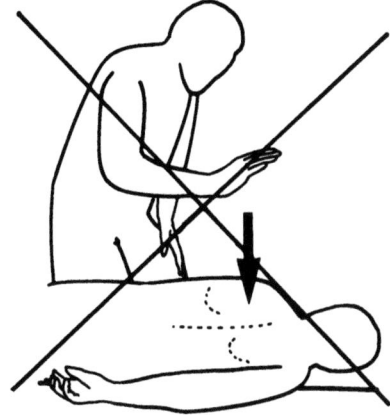

Abb. 32. Schläge zwischen die Schulterblätter werden zur Entfernung eines Fremdkörpers nicht mehr empfohlen. Ausnahme: Ausführung in Kopftieflage bei Kleinkindern, Schwangeren und Adipösen

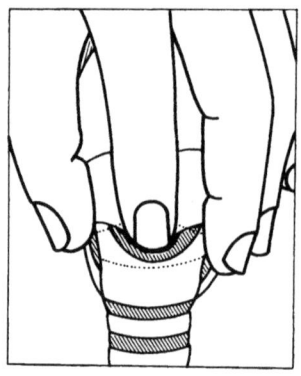

Abb. 33. Technik der Koniotomie: Die Membrana cricothyreoidea wird unterhalb des Zeigefingers punktiert. Dabei wird der Kehlkopf mit den übrigen Fingern stabil gehalten

Säuglinge und Kleinkinder kann man zum Beispiel an den Füßen hochheben oder über die Knie legen, damit der Fremdkörper leichter herausbefördert wird.

Am sichersten werden Fremdkörper aus den oberen Luftwegen instrumentell unter Sicht entfernt. Hierzu sind Laryngoskop, Faßzange (z. B. Magill-Zange) und Absauger erforderlich.

Liegt der Fremdkörper im Bereich der oberen Trachea, ist als ultima ratio die Koniotomie zu erwägen, wenn alle anderen Maßnahmen nicht zum Erfolg geführt haben (Abb. 33).

Zusammenfassung der Maßnahmen bei Fremdkörperaspiration

(a) Patient bei Bewußtsein. Patient würgt und faßt sich panikartig an den Hals.
1. Patienten auffordern, kräftig zu husten und den Fremdkörper auszuspucken.
2. Abdominale Druckstöße (Heimlich-Handgriff).
3. Versuch, den Fremdkörper mit Fingern zu entfernen.
4. Versuch der Beatmung.
5. Wenn Beatmung unmöglich, erneute abdominale Druckstöße.

(b) Bewußtloser Patient
1. Lagerung in Rückenlage.
2. Kopf überstrecken.
3. Versuch zu beatmen.
4. Wenn Beatmung unmöglich, Einsatz abdominaler Druckstöße.
5. Versuch, den Fremdkörper manuell zu entfernen.
6. Weitere abdominale Druckstöße.

4.4 Beatmung

Beatmungstechniken im Notfall

1. Mund-zu-Mund- und Mund-zu-Nase-Beatmung (Atemspende);
2. Beatmung mit einfachen Hilfsmitteln:
   a) Safar-Tubus,
   b) Maskenbeatmung durch Mund;
3. Beatmung mit Atembeutel;
4. Intubation.

4.4.1 Atemspende

Die *Vorteile* der Atemspende liegen nicht nur in ihrer Einfachheit, sondern auch in der Tatsache, daß die Lunge dabei aktiv ausgedehnt wird.

Bei den früher üblichen Beatmungsmethoden durch Kompression in Bauch- oder Rückenlage wurden die Lungen durch Druck auf den Thorax komprimiert.

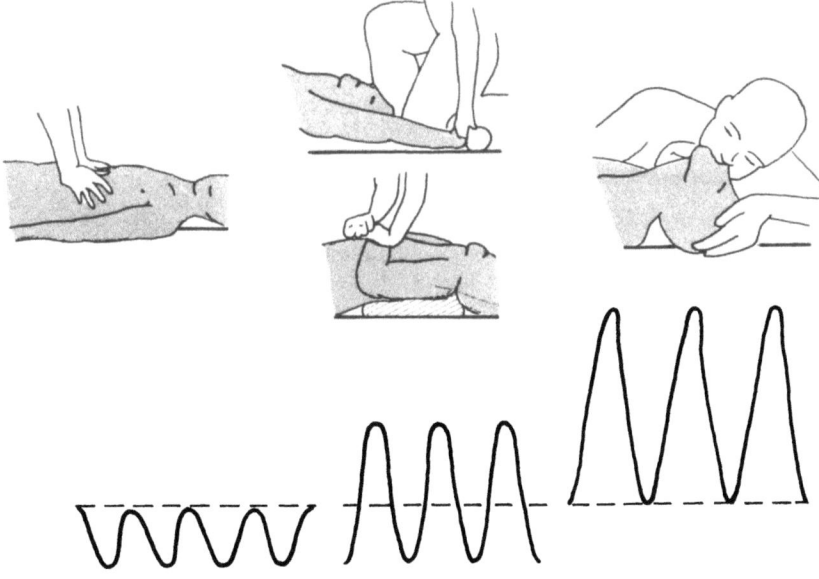

Abb. 34. Überlegenheit der Mund-zu-Mund-Beatmung (rechts) gegenüber den früheren Beatmungsmethoden – Kompression in Rückenlage (links) und Kompression mit Armheben (Mitte). Die Beatmungsvolumina (unten) erreichen nur bei der Atemspende physiologische Werte

Reanimation der Atmung

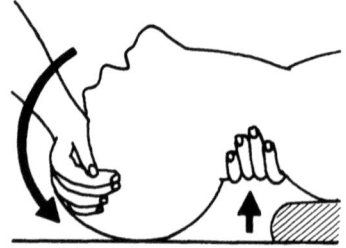

Abb. 35. Überstrecken des Kopfes zur Atemspende

Durch die passive Rückstellung des Thorax in die Ausgangslage wird dabei nur ein geringes Beatmungsvolumen in die Lunge gebracht (Abb. 34).

Wichtigste Voraussetzung für eine suffiziente Mund-zu-Mund- oder Mund-zu-Nase-Beatmung beim Erwachsenen ist das korrekte Überstrekken des Kopfes in den Nacken (Abb. 35).

Die Exspirationsluft enthält 16–18% Sauerstoff. Bei Atemspende mit dem Doppelten des normalen Atemzugvolumens kann ein arterieller pO_2 von ca. 70 mm Hg und eine Sauerstoffsättigung von über 90% erzielt werden.

Merke: Die notfallmäßige Beatmung darf deshalb nicht durch das Herbeiholen von Hilfsmitteln verzögert werden.

Atemspende mit Exspirationsluft

1. Bei Bewußtlosigkeit Überstrecken des Kopfes in den Nacken.
2. Bei Atemstillstand Mund-zu-Nase-Beatmung.
3. Bei Unmöglichkeit, die Mund-zu-Nase-Beatmung durchzuführen, Mund-zu-Mund-Beatmung.
4. Bei Erfolglosigkeit der Atemspende Dreifachhandgriff sorgfältig durchführen und nochmals Mund-zu-Mund-Beatmung versuchen.

Beachte: Ein Taschentuch, das über Mund und Nase des Patienten gelegt wird, kann vielen helfen, die hygienischen Bedenken zu vermindern.

Technik der Mund-zu-Mund-Beatmung

1. Helfer kniet seitlich am Kopf des Patienten.
2. Überstrecken des Kopfes (Abb. 35).
3. Daumen und Zeigefinger der auf der Stirn liegenden Hand verschließen die Nasenlöcher.
4. Mund ca. 1 cm öffnen (Abb. 36).
5. Tief einatmen, mit dem eigenen Mund den Mund des Patienten fest umschließen.
6. Ausatemluft in den Mund des Patienten blasen. Inspirationsphase 2 s pro Beatmung.
7. Überprüfung der Effektivität durch Beobachtung des Thorax (Heben und Senken).
8. Nach Beendigung der Insufflation das eigene Gesicht zur Seite wenden mit Blick auf den Thorax und dabei Luftstrom der Ausatmung hören und fühlen (Abb. 37).
9. Beatmungsfrequenz: 10–12/min.
10. Beatmungsvolumen: 500–1000 ml.

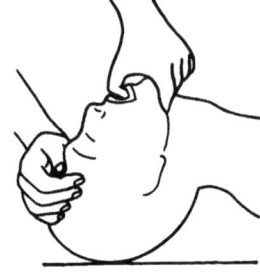

Abb. 36. Öffnen des Mundes zur Mund-zu-Mund-Beatmung

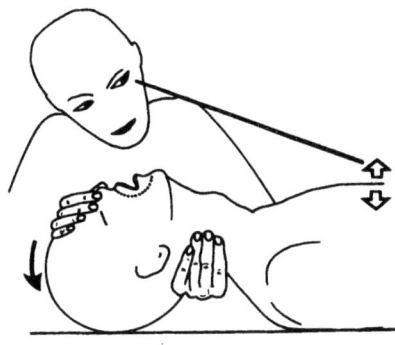

Abb. 37. Mund-zu-Mund-Beatmung. Die Nase wird zugehalten mit Daumen und Zeigefinger der auf der Stirn liegenden Hand. Zur Kontrolle der Wirksamkeit wird der Brustkorb beobachtet

Reanimation der Atmung

Technik der Mund-zu-Nase-Beatmung
1. Helfer kniet seitlich am Kopf des Patienten.
2. Kopf überstrecken mit Anheben des Unterkiefers.
3. Der Daumen der Hand, die das Kinn umgreift, schließt die Unterlippe gegen die Oberlippe und damit den Mund.
4. Tief einatmen, Nase mit dem eigenen Mund fest umschließen.
5. Ausatemluft in die Nase des Patienten blasen. Inspirationsphase 2 s pro Beatmung.
6. Überprüfung der Effektivität durch Beobachtung des Thorax (Abb. 38).
7. Zur Ausatmung Mund des Patienten öffnen.
8. Beatmungsfrequenz: 10–12/min.
9. Beatmungsvolumen: 500–1000 ml.

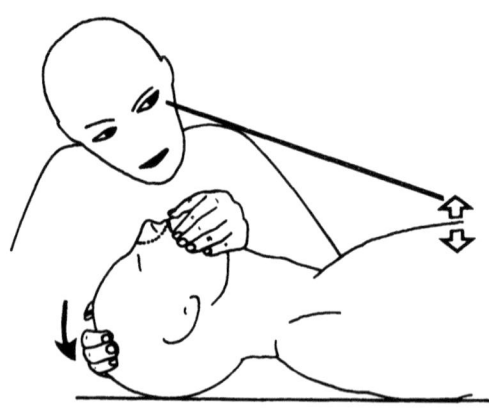

Abb. 38. Mund-zu-Nase-Beatmung. Mit dem Daumen der Hand, die das Kinn umgreift, wird der Mund verschlossen. Effektivitätskontrolle durch Beobachtung des Thorax

Praktische Vorteile der Mund-zu-Nase-Beatmung gegenüber Mund-zu-Mund-Beatmung
1. Bei geschlossenem Mund nach angehobenem Unterkiefer ist die Atemwegpassage sicherer vollständig frei als bei geöffnetem Mund.
2. Abdichtung ist leichter.
3. Risiko, daß Magen aufgebläht wird, ist geringer, da Druckspitzen im Rachenraum bei Insufflation durch die engen Nasenlöcher vermieden werden.

4. Mund-zu-Nase-Beatmung ist auch möglich, wenn der Mund nicht zu öffnen ist (Kiefersperre, Verletzungen im Mundbereich).
5. Hygienische Bedenken sind in der Regel geringer als bei der Methode von Mund zu Mund.

Der *Hauptnachteil* der Mund-zu-Mund- oder Mund-zu-Nase-Beatmung gegenüber Beatmung mit Hilfsmitteln besteht darin, daß bei dieser Beatmung die Luft nicht mit Sauerstoff angereichert werden kann. Die Beatmung mit einem selbstfüllenden Beatmungsbeutel mit Sauerstoffanschluß und einer dichtsitzenden Maske ist deshalb so früh wie möglich anzustreben.

4.4.2 Einfache Hilfsmittel

Die einfachen Hilfsmittel *Maske* und *Safar-Tubus* wurden vor allem entwickelt, um die direkten Beatmungsmethoden hygienisch annehmbarer zu machen.

Für Ungeübte ist jedoch die Beatmung Mund-zu-Maske schwieriger als die direkte Mund-zu-Nase- oder Mund-zu-Mund-Beatmung.

Auch der Safar-Tubus – ein doppelter Guedel-Tubus – kann nur von medizinischem Personal eingesetzt werden (Abb. 39).

Der größte Nutzen dieses Tubus besteht darin, daß er die Atemwege offenhält.

Zu den Gefahren der Anwendung s. S. 22.

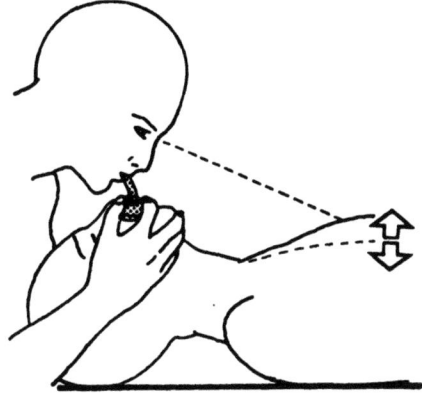

Abb. 39. Beatmung mit dem S-förmigen oropharyngealen Tubus (Safar-Tubus): Das Abdichtungsteil wird fest auf die Lippen gedrückt und die Nase zugehalten. Die Anwendung des Safar-Tubus erfordert Übung

4.4.3 Maske und Atembeutel

Die Beatmung mit einem selbstfüllenden Atembeutel erfordert viel Übung. Zum Freihalten der Atemwege werden häufig zusätzlich noch Pharyngealtuben verwendet.

Der größte Vorteil der Beatmung mit Maske und Beatmungsbeutel besteht darin, daß mit Sauerstoff beatmet werden kann.

Inzwischen sind auch Masken mit einem Einmalventil erhältlich (Fa. Laerdal), welches eine Mund-zu-Masken-Beatmung ohne Gefährdung durch eine Infektion erlaubt.

Nach wie vor wird die Übertragungswahrscheinlichkeit von HIV im Rahmen der Wiederbelebung überaus gering eingeschätzt.

Auch Laien sollen die Möglichkeit haben, die Mund-zu-Masken-Beatmung zu erlernen.

Technik der Beatmung mit Maske und Atembeutel (Abb. 40a, b)

1. Hinter dem Kopf des Patienten stehen oder knien.
2. Kopf nach hinten überstrecken.
3. Pharyngealtubus einführen, wenn Patient tief bewußtlos ist.
4. Maske über Mund und Nase setzen (schmales Teil über Nase): Zeigefinger drückt den hinteren Teil der Maske auf den Unterkiefer bzw. die Unterlippe. Der Daumen dichtet den schmalen Teil der Maske über der Nase ab. Mittel-, Ring- und kleiner Finger umfassen das Kinn hakenförmig und ziehen den Unterkiefer nach vorne bzw. nach oben.
5. Gleichzeitig wird der Kopf in Überstreckung gehalten.
6. Mit der zweiten Hand (meist der rechten) wird der Beutel so lange zusammengedrückt bis sich der Thorax eindeutig hebt. Inspirationsphase 2 s pro Beatmung.
7. Zur Ausatmung Hand zur Füllung des Beutels öffnen, aber Beutel nicht loslassen.
8. Die Beatmung mit Beutel ist wesentlich einfacher, wenn der Beutel auf dem Oberschenkel des Helfers ausgedrückt wird.
9. Bei Gabe von 4–6 ml Sauerstoff über den Sauerstoffstutzen werden 40–70 Vol.-% Sauerstoff in der Inspirationsluft erreicht.
10. Zur Verhinderung der Überblähung des Magens sollte ein geübter Helfer den Krikoiddruck nach Sellick durchführen (Abb. 41).

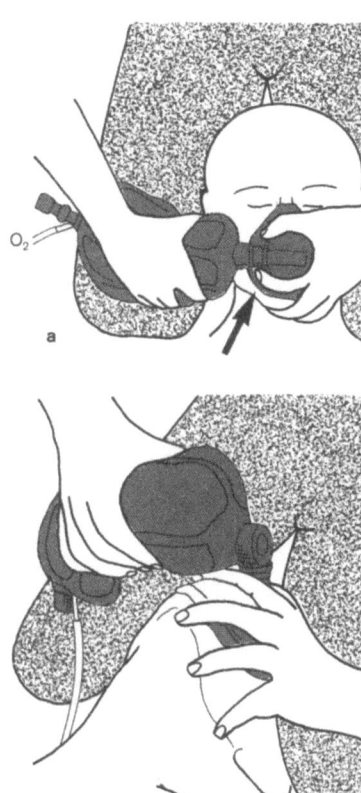

Abb. 40a, b. Beatmung mit Maske und Atembeutel. **a** Der unter dem Zeigefinger gelegene Teil der Maske muß besonders sorgfältig luftdicht angepreßt werden (Pfeil). **b** Mittel-, Ring- und kleiner Finger umfassen das Kinn hakenförmig von unten und ziehen es nach oben gegen die Maske. Der Atembeutel wird auf dem Oberschenkel ausgedrückt

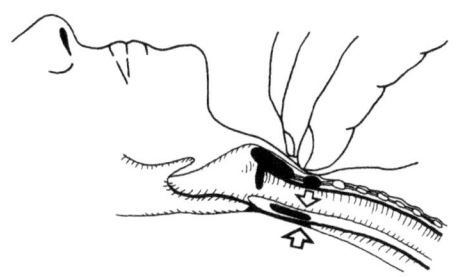

Abb. 41. Krikoiddruck nach Sellick zur Verhinderung der Überblähung des Magens bzw. der Aspiration. Durch Druck auf den Ringknorpel mit Daumen, Zeige- und Ringfinger wird der Ösophagus zwischen Wirbelsäule und Larynx zusammengepreßt und dadurch verschlossen

Reanimation der Atmung

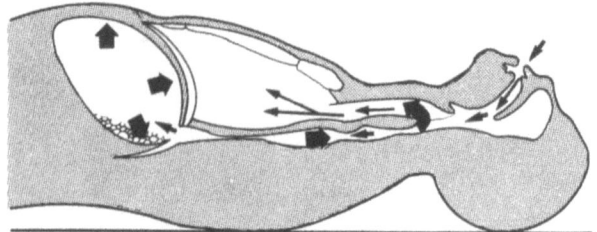

Abb. 42. Überblähung des Magens durch Beatmung mit zu hohen Drücken: Der Ösophagusverschlußdruck (18–20 cm H_2O) wird überschritten und ein Teil des Beatmungsvolumens gelangt in den Magen. Hierdurch droht die Gefahr der Regurgitation und Aspiration von Mageninhalt

Fehler und Gefahren der Beatmung
(beim nicht endotracheal intubierten Patienten)

1. Überblähung des Magens durch Beatmung mit zu hohen Drücken ($> 18-20$ cm H_2O)[1] mit der Gefahr der Regurgitation und Aspiration von Mageninhalt (Abb. 42). Das Risiko der Mageninsufflation kann durch die Ausdehnung der Inspirationsphase auf 2 s pro Beatmung minimiert werden.
2. Maske wird bei Beatmung mit Beutel und Maske nicht dicht gehalten. Meist entsteht das Leck unterhalb des Zeigefingers am Kinnteil der Maske.
3. Kopf wird nicht ausreichend überstreckt.
 Dadurch behindert der zurückgefallene Zungengrund die freie Passage der Inspirationsluft.
4. Rasche Ermüdung des Beatmenden, wenn er den Beatmungsbeutel frei in der Luft hält. Besser: Bei Beatmung im Knien den Beatmungsbeutel auf dem Oberschenkel auflegen und gegen den Oberschenkel ausdrükken.
5. Bei Säuglingen und Kindern kann bei Beatmung mit zu hohen Drücken ein Barotrauma mit Pneumothorax entstehen.

4.4.4 Endotracheale Intubation

Die wirksamste Beatmung ist nach *endotrachealer Intubation* möglich. Der Patient sollte deshalb so früh wie möglich intubiert werden, aber erst, nachdem er einige Minuten lang mit einer anderen Methode beatmet worden ist, möglichst mit einem hohen Sauerstoffanteil.

---

[1] 1 cm H_2O = 98,07 Pa.

Die Kombination der Basismaßnahmen Beatmung und externe Herzmassage ist nur nach Intubation suffizient durchführbar. Ferner ist danach die Gefahr der Regurgitation von Mageninhalt und die der Aspiration ausgeschaltet.
Die endotracheale Intubation ist so früh wie möglich anzustreben. Das Instrumentarium muß sorgfältig vorbereitet werden, damit für die Intubation nicht unnötig viel Zeit beansprucht wird (Abb. 43). Der Intubationsvorgang sollte nicht länger als 15–20 s dauern.

Vorteile der endotrachealen Intubation
- Kombination von externer Herzmassage und Beatmung ist nur nach Intubation suffizient durchführbar.
- Gefahr der Aspiration wird ausgeschaltet.
- Überblähung des Magens wird verhindert.
- Zufuhr von Sauerstoff wird ermöglicht.
- Falls zunächst keine Vene punktierbar, Applikation von Medikamenten durch Tubus möglich (Adrenalin, Lidocain, Atropin).
- Voraussetzung zur Anwendung neuerer Reanimationstechniken.

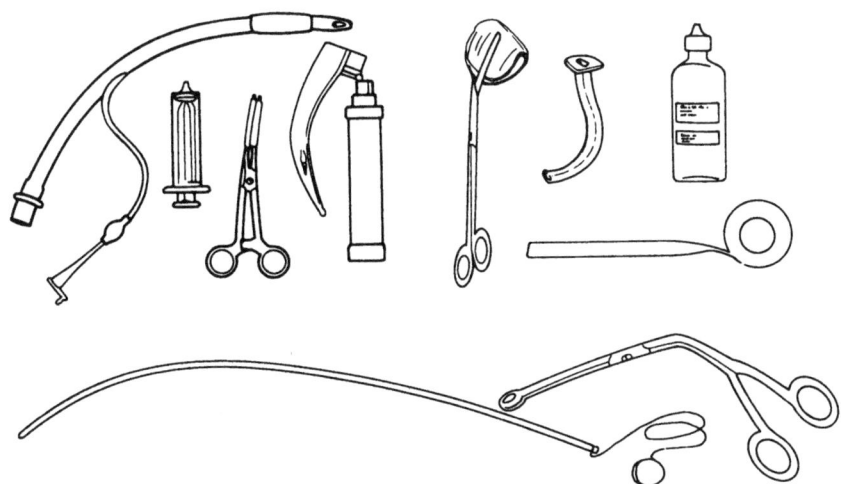

Abb. 43. Instrumentarium zur Intubation: Tubus, Blockerspritze, Klemme, Laryngoskop müssen sorgfältig vorbereitet sein. Kornzange, Guedel-Tubus, Gleitmittel, Pflaster, Führungsstab und Magillzange sollten vorhanden sein

Reanimation der Atmung

Nachteile der endotrachealen Intubation
- Technik erfordert ständige Übung.
- Einige Fehler und Gefahren sind möglich (s. unten).
- Unterbrechung der Basismaßnahmen notwendig.

Technik der endotrachealen Intubation
1. Beatmung mit reinem Sauerstoff, wenn möglich.
2. Lagerung: Patient liegt flach auf dem Rücken, Kopf erhöht (Tuch, Kissen) in Schnüffelposition.
3. Öffnen des Mundes mit gespreizten Fingern oder Dreifachhandgriff.
4. Die linke Hand hält das Laryngoskop.
5. Der Spatel des Laryngoskops wird seitlich über den rechten Mundwinkel zwischen die beiden Zahnleisten eingeführt. Berührung von Ober- und Unterkiefer vermeiden (Zahnschäden!). Spatel auf der Zunge auflegen und Zunge nach links seitlich und oben wegschieben durch Zug am Laryngoskopgriff nach oben. Bei Benutzung des üblichen MacIntosh-Spatels liegt die Spatelspitze zwischen Zungengrund und Epiglottis (Abb. 44a).
6. Kehlkopfeingang erscheint im Gesichtsfeld. Leichtes Anheben des Spatels ohne Kippbewegung durch Zug in Griffrichtung (Abb. 44b).
7. Einführen des Tubus im rechten Mundwinkel. Darauf achten, daß der Cuff nicht an den Zähnen beschädigt wird.
8. Sofortige Kontrolle der Lage des Tubus durch Druck auf den Thorax: Dabei muß Luft aus dem Tubus ausströmen. Tubus blocken. Fixation des Tubus mit Binde oder Pflaster.
Beachte: Bei feuchter Haut ist die Fixation mit Pflaster häufig ungenügend.
9. Sorgfältige Kontrolle der Lage des Tubus. Auskultation beider Lungen obligatorisch.
Bei zu tiefer Einführung des Tubus wird in der Regel nur die rechte Lunge beatmet.
Zusätzlich Auskultation der Magengegend: Bei Fehlintubation des Magens sind gluckernde Geräusche zu hören!
10. Beutelbeatmung möglichst mit Sauerstoff.

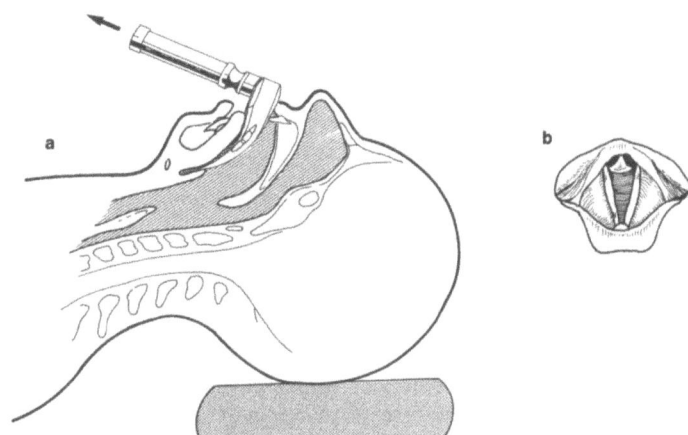

Abb. 44a, b. Endotracheale Intubation: **a** Die Spatelspitze des Laryngoskops liegt zwischen Zungengrund und Epiglottis. **b** Nach leichtem Anheben des Spatels durch Zug am Laryngoskop in Griffrichtung wird der Kehlkopfeingang sichtbar. Hebelbewegung vermeiden!

Häufige Fehler und Gefahren

1. Falsche Lagerung des Kopfes (Abb. 45);
2. Verletzungen der Mundhöhle, Zähne;
3. Tubus zu groß;
4. Einführungsstab überragt das Tubusende;
5. einseitige Intubation (meist rechter Hauptbronchus; Abb. 46a);
6. Fehlintubation des Ösophagus (Abb. 46 b);
7. Ballonhernie;
8. Laryngo- und Bronchospasmus;
9. Spannungspneumothorax.

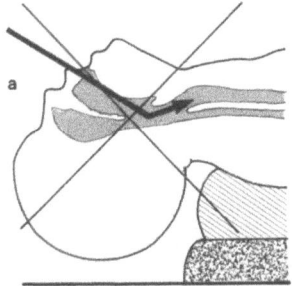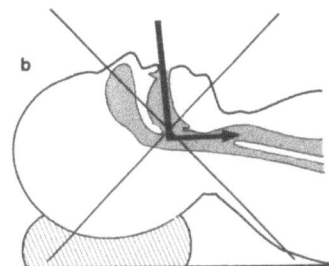

Abb. 45a, b. Falsche Lagerung zur Intubation: Intubation undurchführbar. **a** Hängender Kopf mit Überstreckung, **b** nach vorne gebeugter statt in den Nacken überstreckter Kopf

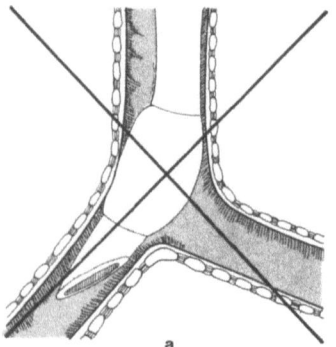 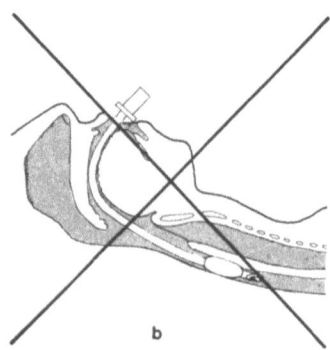

Abb. 46a, b. Gefährliche Fehler der Intubation: **a** einseitige Intubation (meist des rechten Hauptbronchus), **b** Fehlintubation des Ösophagus

5 Reanimation des Kreislaufs

Ziel der externen Herzmassage – zusammen mit der Beatmung – ist die notfallmäßige Herstellung eines Minimalkreislaufs mit oxygeniertem Blut. Mit den Basismaßnahmen wird als Überbrückung eine minimale Sauerstoffversorgung der vitalen Organe Herz und Gehirn aufrechterhalten, bis die definitive Pharmakotherapie oder Elektrotherapie möglich ist. Um dieses Ziel zu erreichen, muß die externe Herzmassage immer mit der Beatmung einhergehen.
Zur Anwendung des präkordialen Schlages und zum Wirkungsmechanismus der externen Herzmassage haben sich in den letzten Jahren neue Erkenntnisse ergeben.

5.1 Präkordialer Schlag

Mit dem präkordialen Schlag aus ca. 30 cm Höhe auf die Mitte des Sternums (Abb. 47) kann gelegentlich ein Sinusrhythmus sofort nach Auftreten von ventrikulärer Tachykardie und Kammerflimmern oder bei Asystolie eine elektrische und mechanische Herzaktion wiederhergestellt werden.

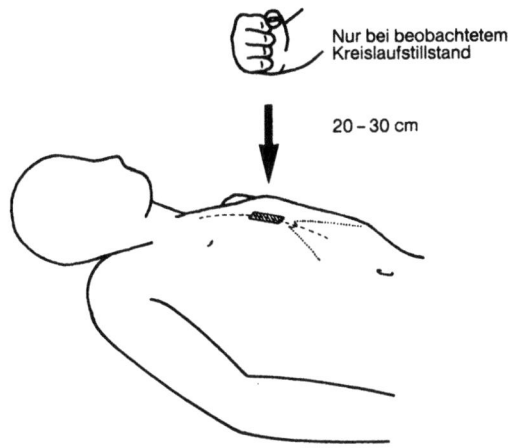

Abb. 47. Präkordialer Schlag aus 30 cm Höhe auf die Mitte des Sternums

Reanimation des Kreislaufs

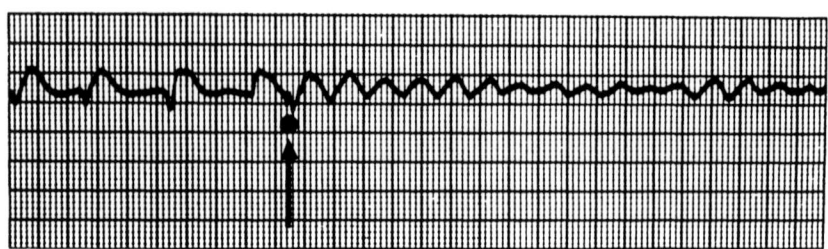

Abb. 48. Auslösung von Kammerflimmern durch den präkordialen Schlag (↑)

Andererseits kann die Anwendung des präkordialen Schlags auch Kammerflimmern auslösen, wenn er bei ventrikulärer Tachykardie oder Bradykardie angewandt wird (Abb. 48). Diese Gefahr besteht vor allem dann, wenn eine Ischämie des Myokards oder eine allgemeine Hypoxämie vorliegt.

Der präkordiale Schlag wird deshalb für die präklinische Reanimation nicht empfohlen.

Als Erstmaßnahme ist der präkordiale Schlag nur in der Klinik unter Monitorkontrolle in 2 speziellen Situationen anzuwenden:

1. Sofort nach beobachtetem Auftreten einer ventrikulären Tachykardie oder Kammerflimmern;
2. bei schwerer Bradykardie oder Asystolie aufgrund eines AV-Blocks.

Gelingt es mit dem präkordialen Schlag nicht, die lebensbedrohliche Rhythmusstörung zu beseitigen, so müssen Beatmung und Herzmassage durchgeführt werden, bis der Defibrillator herbeigeholt und einsatzbereit ist bzw. die Notfallmedikamente zur Beseitigung der Bradykardie gegeben werden können.

Die gleiche Empfehlung gilt selbstverständlich auch für den gut überwachten Patienten im Rettungswagen.

Bei Kindern wird der präkordiale Schlag ausdrücklich *nicht* empfohlen.

Präkordialer Schlag (Zusammenfassung)

1. Nur 2 Indikationen:
   (a) Bei EKG-überwachtem Patienten mit ventrikulärer Tachykardie oder Kammerflimmern, wenn sofortige Defibrillation nicht möglich.
   (b) Bei EKG-überwachtem Patienten mit Bradykardie oder Asystolie, solange Patient noch bei Bewußtsein (wiederholte präkordiale Faustschläge).
2. Präkordialer Faustschlag ist kein Ersatz für die externe Herzmassage.
3. Technik: Aus ca. 20–30 cm Höhe mit Faust auf unteres Drittel des Sternums schlagen (Stelle des Druckpunktes für externe Herzmassage).
4. Wenn präkordialer Faustschlag ineffektiv, sofort mit Beatmung und externer Herzmassage beginnen.
5. *Nicht außerhalb der Klinik* bei unbeobachtetem Herz-Kreislauf-Stillstand.
6. *Nicht bei Säuglingen und Kleinkindern.*

5.2 Externe Herzmassage

5.2.1 Wirkungsmechanismus

Während externer Herzmassage beträgt das künstlich erzeugte Herzminutenvolumen etwa ⅓ der Norm bei suffizienter Kreislauffunktion.

In den letzten Jahren sind die Wirkungsmechanismen der externen Herzmassage neu untersucht worden, wobei sich neue Gesichtspunkte ergaben.

Herzkompression: Die Wiederentdecker der externen Herzmassage Kouvenhoven, Jude und Knickerbocker vertraten 1960 die Meinung, daß das Herz wie ein flüssigkeitsgefüllter Ballon zwischen Sternum und Wirbelsäule ausgepreßt werde (Abb. 49). Nach diesem Mechanismus Herzkompression genannt, wird der Vorwärtsstrom des Blutes durch den Klappenschluß zwischen den Herzkammern und den großen Gefäßen bewirkt.

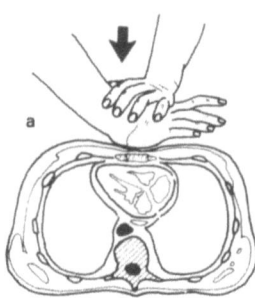 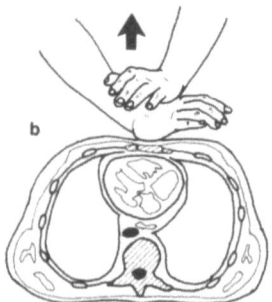

Abb. 49a, b. Wirkungsmechanismus der extrathorakalen Herzmassage. **a** Herzkompression: Das Herz wird zwischen Sternum und Wirbelsäule komprimiert. Führender Mechanismus bei Kindern und Erwachsenen mit elastischem Thorax. Ein Handballen liegt auf dem Sternum, die andere Hand darüber. **b** In der Entlastungsphase werden die Hände nicht vom Thorax abgehoben

Zu dieser Betrachtungsweise, die bis vor einigen Jahren Lehrmeinung war, wurden Zweifel angemeldet.

Tierexperimentelle und klinische Untersuchungen haben gezeigt, daß während der externen Thoraxkompression eine Drucksteigerung im gesamten Thorax erfolgt (Abb. 50). Zwischen den Herzkammern fand sich kein nennenswerter Druckunterschied.

Die intrathorakale Drucksteigerung pflanzt sich während der Kompressionsphase gleichmäßig auf Arterien und Venen im Thorax und auf die großen Arterien – nicht aber Venen – außerhalb des Thorax fort.

Die Annahme, daß ein vollständiger Klappenschluß während externer Herzmassage vorhanden sei, wurde durch diese Druckmessungen und später auch durch angiographische Untersuchungen widerlegt.

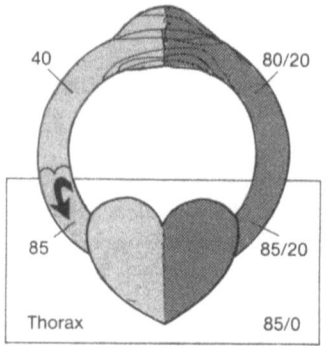

Abb. 50. Wirkungsmechanismus der extrathorakalen Herzmassage: Schema des Thoraxpumpmechanismus. Während der Kompressionsphase entstehen keine wesentlichen Druckgradienten im Herzen (Angaben in mm Hg). Der vorwärts gerichtete Blutfluß wird durch den Druckunterschied zwischen arteriellem und venösem Schenkel des extrathorakalen Gefäßgebietes bewirkt

Thoraxpumpmechanismus: Nach den neueren pathophysiologischen Vorstellungen entsteht der Minimalkreislauf während Reanimation dadurch, daß im *extrathorakalen* Gefäßbett ein Druckgradient zwischen arteriellem und venösem Schenkel aufgebaut wird (Abb. 50). Dieser Druckgradient ergibt sich aus der unterschiedlichen Auswirkung der intrathorakalen Druckerhöhung auf die großen intrathorakalen Gefäße.
Die dickwandigen intrathorakalen arteriellen Gefäße bleiben während der Kompression offen.
Dagegen werden die dünnwandigen großen Venen während der intrathorakalen Druckerhöhung teilweise verschlossen.
Zusätzlich verhindern Venenklappen an der oberen Thoraxapertur, daß das Blut während der Kompressionsphase in die großen extrathorakalen Venen zurückfließt.
Es entsteht somit ein Druckgradient am Übergang der großen intrathorakalen Venen zu den extrathorakalen Venen des Halses und damit auch ein Druckgradient zwischen extrathorakalem arteriellem und venösem Gefäßsystem.
Als Quintessenz aus den neueren Befunden zum Wirkungsmechanismus der externen Herzmassage ergibt sich, daß sowohl die direkte Herzkompression als auch die generelle Druckerhöhung im Thorax den Minimalkreislauf aufrechterhalten.
Je nach anatomischen Verhältnissen und der Phase des Kompressions-Relaxations-Zyklus steht der eine oder der andere Mechanismus im Vordergrund.

Zerebrale und myokardiale Perfusion während externer Herzmassage: Unterschiede der zerebralen und myokardialen Durchblutung während externer Herzmassage können durch Differenzen der Drücke in den Widerstandsgefäßen von Herz und Gehirn erklärt werden (Abb. 51).

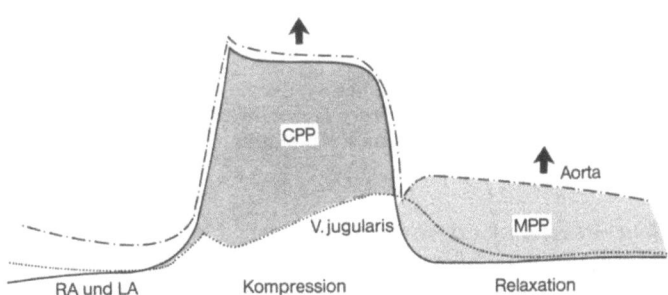

Abb. 51. Perfusionsdrücke bei externer Herzmassage. Während der Kompressionsphase entsteht der zerebrale Perfusionsdruck (*CPP*) aus der Differenz zwischen Aortendruck und Jugularvenendruck. Der Aortendruck und der Druck im rechten Vorhof (*RA*) sind während der Kompressionsphase nahezu identisch, so daß eine myokardiale Perfusion nicht möglich ist. Das Myokard wird während der Entlastungsphase perfundiert. Der myokardiale Perfusionsdruck (*MPP*) ergibt sich aus der Differenz zwischen diastolischem Aortendruck und diastolischem Druck im rechten Vorhof. Zu Beginn der Relaxationsphase ist der myokardiale Perfusionsdruck am größten und damit die myokardiale Perfusion am höchsten

Zerebrale Durchblutung: Während der Kompressionsphase besteht eine Druckdifferenz zwischen der Aorta und der V. jugularis.
Dies ergibt den Perfusionsdruck für den zerebralen Blutfluß. Der niedrige Druck in der V. jugularis entsteht dadurch, daß die dünnwandigen Venen während der Thoraxkompression komprimiert werden und Klappen am Übergang vom Thorax zum Hals wirksam sein sollen.
Es besteht eine direkte Korrelation zwischen der Druckdifferenz Aortendruck – Jugularvenendruck und dem Blutfluß in der A. carotis.
Maßnahmen, die bei Reanimation den Druck erhöhen, verbessern wahrscheinlich die zerebrale Durchblutung, da sie den Druck in der A. carotis mehr anheben als den intrakraniellen Druck.

Myokardiale Durchblutung: Der myokardiale Blutfluß wird bestimmt durch die Differenz von Aortendruck und Druck im rechten Vorhof.
Außerdem wirkt der koronare Widerstand der Perfusion entgegen. Der koronare Widerstand wird bestimmt durch den Tonus der glatten Muskulatur der Koronararterien und durch die extravaskuläre myokardiale Kompression während der Herzkontraktion.
Während Herzstillstand ist der vaskuläre Tonus der Koronararterien minimal, da lokale metablische Mediatoren (Azidose, Hypoxie) eine maximale Dilatation bewirken. Deshalb hängt die myokardiale Perfusion weitgehend vom myokardialen Perfusionsdruck = Aortendruck minus Druck im rechten Ventrikel ab.
Bei Kammerflimmern spielt der intramyokardiale Druck, der durch das flimmernde Herz erzeugt wird, eine weitere entscheidende Rolle.
Während externer Herzmassage besteht eine gute Korrelation zwischen dem koronaren Perfusionsdruck und der myokardialen Durchblutung.
Während der Kompressionsphase sind die Drucke im rechten Vorhof und in der Aorta nahezu gleich. Der koronare Perfusionsdruck ist somit fast null.
Während der Relaxationsphase fällt der Druck im rechten Vorhof rasch ab. Die höchste Druckdifferenz zwischen Aorta und rechtem Vorhof findet sich im 1. Viertel der Relaxationsphase (Abb. 51). Dieser Druckgradient ist jedoch ohne zusätzliche Adrenalingabe zu klein (ca. 20 mm Hg) um einen ausreichenden transmuralen Blutfluß zu ermöglichen.
Nach den vorliegenden Daten beträgt der zerebrale Blutfluß unter 20% und der koronare Blutfluß unter 10–20% der Normalwerte bei spontaner Zirkulation.
Dies gilt für die konventionelle Reanimation.

Neue Reanimationstechniken: Aus den oben dargelegten Befunden zum Thoraxpumpmechanismus ergibt sich die Folgerung, daß Maßnahmen, die den intrathorakalen Druck während Herzmassage zusätzlich erhöhen, den Kreislauf während Reanimation verbessern müßten. Dies ist nachgewiesen worden für:

- Beatmung mit positiv endexspiratorischem Druck (PEEP),
- abdominelle Kompression,
- verlängerte Kompressionsphase,
- simultane Kompression und Ventilation
  („neue kardiopulmonale Reanimation").

Diese Maßnahmen erhöhen den Druck in der Aorta während der Kompressionsphase und steigern dadurch die Durchblutungsrate der A. carotis. Die myokardiale Perfusion ist jedoch auch bei diesen modifizierten Reanimationstechniken ohne Pharmakotherapie unzureichend. Außer der Verlängerung der Kompression sind diese Modifikationen nicht jederzeit in der präklinischen Praxis anwendbar, da sie die endotracheale Intubation voraussetzen oder andere Hilfsmittel notwendig sind. Da ferner Verbesserungen des Langzeitüberlebens durch die modifizierten Methoden bisher nicht bewiesen sind, können diese derzeit noch nicht empfohlen werden. Unabhängig von der angewandten Methode ist bei der externen Herzmassage das Bestreben, daß das Zeitverhältnis von Kompression (künstliche Systole) zu Relaxation (künstliche Diastole) 1:1 beträgt. Durch Verlängerung der Kompressionsphase wird zwar die zerebrale Durchblutung verbessert, aber die koronare Perfusion vermindert, da diese nur in der Relaxationsphase stattfindet (Abb. 51).

Aktive Kompression-Dekompression: Neuere Untersuchungen haben ergeben, daß das „aktive Kompressions-Dekompressions-Verfahren" (ACD-Verfahren) eine bessere Blutzirkulation zur Folge hat als die herkömmliche Herzdruckmassage. Durch das „aktive Kompressions-Dekompressions-Verfahren" erfolgt nach jeder Kompression eine aktive Anhebung und somit eine Erweiterung des Brustkorbs. Dadurch wird der venöse Rückstrom des Blutes gefördert und somit das Herz vor der Kompression besser gefüllt. Die Füllzeit dehnt sich aus, und die ins Herz strömende Blutmenge wird größer. Das erzeugte Herzzeitvolumen nimmt zu, und der Aortendruck steigt mehr, als dies bei der üblichen externen Herzmassage der Fall ist. Das „aktive Kompressions-Dekompressions-Verfahren" läßt sich mit einem einfachen tragbaren Gerät durchführen. Die Richtlinien für die Durchführung sind die gleichen wie bei der herkömmlichen externen Herzmassage.

Das Gerät besteht aus einer weichen Silikonsaugglocke an einem runden Griff. Die Saugglocke befestigt sich an jedem Brustkorb. Durch die zentrale Stelle am oberen Ende der Saugglocke wird der Kompressionsdruck auf den Brustkorb des Patienten übertragen. Diese zentrale Druckstelle hat einen Durchmesser, der der Größe der Handwurzel entspricht, die bei der üblichen externen Herzmassage benutzt wird.

Die beschriebene neuartige Methode der „aktiven Kompression-Dekompression" ist in den neuen Richtlinien der American Heart Association noch nicht enthalten. Die Überlegenheit der Methode muß in weiteren klinischen Studien bezüglich der regionalen (Gehirn-)Perfusion und des Langzeitüberlebens demonstriert werden.

46 Reanimation des Kreislaufs

5.2.2 Durchführung

Lagerung (Abb. 52): Nach Feststellung eines Herz-Kreislauf-Stillstands wird der Patient flach, horizontal, auf eine harte Unterlage gelegt. In der Klinik dient hierzu das Brett vom Kopf- oder Fußende des Bettes, ein Tablett oder ein auf der Station befindliches „Herzbrett". Wenn möglich die Beine anheben, um den peripheren Widerstand während der Herzmassage zu erhöhen (Wirkung ähnlich wie Adrenalingabe). Hierzu werden die Beine auf einem Stuhl oder auf dem Bettrand aufgelegt, an eine Wand gelehnt oder von einem Helfer hochgehalten.

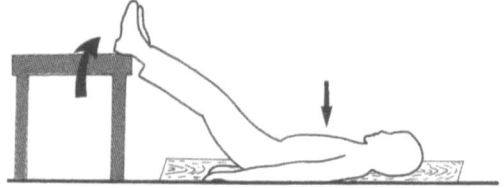

Abb. 52. Lagerung zur externen Herzmassage: Harte Unterlage (Brett) unter Thorax legen! (Widerlager bei Kompression!) Beine anheben! (Erhöhung des peripheren Widerstands)

Aufsuchen des Druckpunktes (Abb. 53): Die Kleidung des Patienten wird über dem Brustkorb geöffnet, wenn dieses innerhalb einiger Sekunden zu schaffen ist.

Der Druckpunkt für die externe Herzmassage liegt über dem unteren Drittel des Sternums. Man findet den Druckpunkt am schnellsten, wenn man sich mit den Fingern am unteren Rippenbogen entlang tastet, bis man den Vorsprung des Schwertfortsatzes fühlt. Drei Finger breit (3–5 cm) oberhalb des Schwertfortsatzes liegt der Druckpunkt für die externe Herzmassage.

Wenn möglich sollte man sich diesen Druckpunkt sofort oder bei einer späteren Unterbrechung der Herzmassage mit dem Fingernagel, einem Kugelschreiber oder Filzstift markieren. So kann man den exakten Druckpunkt für die Herzmassage rasch wiederfinden, wenn im Verlauf der Reanimationsmaßnahmen eine Unterbrechung der externen Herzmassage notwendig wird.

Externe Herzmassage

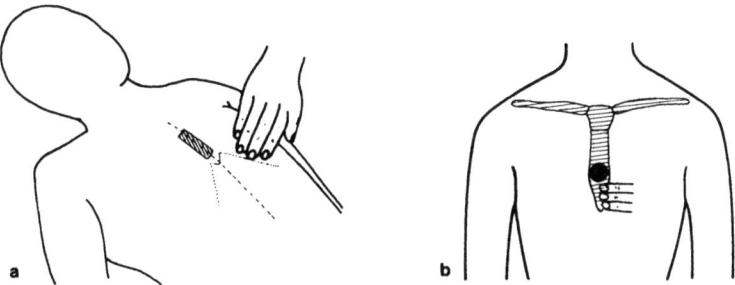

Abb. 53a, b. Aufsuchen des Druckpunktes für die extrathorakale Herzmassage.
a Mit den Fingern am Rippenbogen bis zum Schwertfortsatz entlangtasten.
b Der Druckpunkt liegt 3 Finger breit oberhalb des Schwertfortsatzes

Technik der externen Herzmassage beim Erwachsenen

1. Ein Handballen wird oberhalb des Druckpunktes, auf der unteren Sternumhälfte im Verlauf der Körperachse, aufgelegt.
2. Der andere Handballen wird darüber aufgesetzt.
   Die Finger beider Hände sind entweder angehoben oder ineinander verkrallt, um Rippenfrakturen zu vermeiden.
3. *Druckphase:* Mit durchgestreckten Armen und senkrecht über dem Druckpunkt befindlichen Schultern (Abb. 54) wird das Sternum etwa 3–5 cm eingedrückt.
   Der erforderliche Druck bei der externen Herzmassage ist abhängig von der Elastizität des Thorax des Patienten.
   Beim Erwachsenen muß der Thorax mit bis zu 20 kp Kraft komprimiert werden. Dazu ist es notwendig, daß der Helfer das Gewicht seines Oberkörpers auf die gestreckten Arme verlagert.
4. *Entlastungsphase:* Das Sternum wird entlastet, ohne daß die Handballen vom Druckpunkt abgehoben werden. Der Brustkorb geht dabei in seine Ausgangsstellung zurück. Druck- und Entlastungsphase dauern etwa gleich lang.
5. Die Frequenz bei der externen Herzmassage beträgt beim Erwachsenen 80–100/min.
6. Auf keinen Fall darf die Herzmassage länger als 5 s unterbrochen werden. Lediglich für die Durchführung der Intubation ist eine Unterbrechung von 10–20 s notwendig.

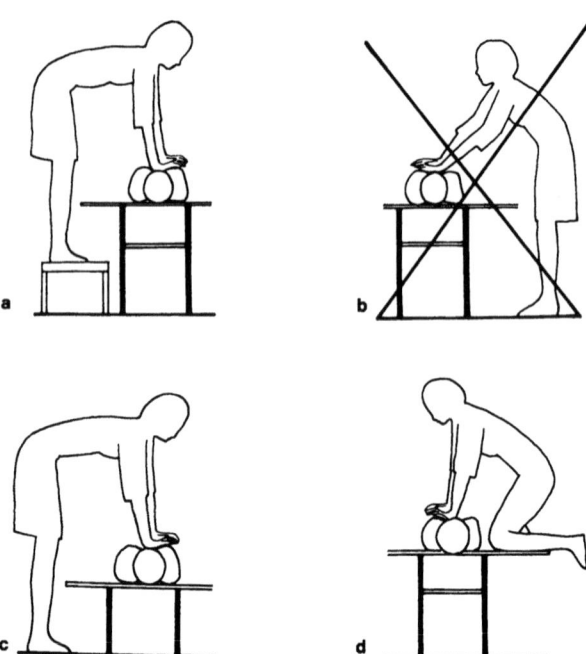

Abb. 54a–d. Haltung bei der extrathorakalen Herzmassage. Richtig (**c**): Die Arme sind durchgestreckt, die Schultern befinden sich senkrecht über dem Druckpunkt. Um diese Position zu erreichen, muß der Helfer u. U. auf einem Schemel stehen (**a**) oder im Bett knien (**d**). Falsch (**b**): Wenn die Arme nicht senkrecht gehalten werden, gelingt es nicht, das Sternum 3–5 cm einzudrücken. Der Körper des Patienten „rollt" weg

Externe Herzmassage 49

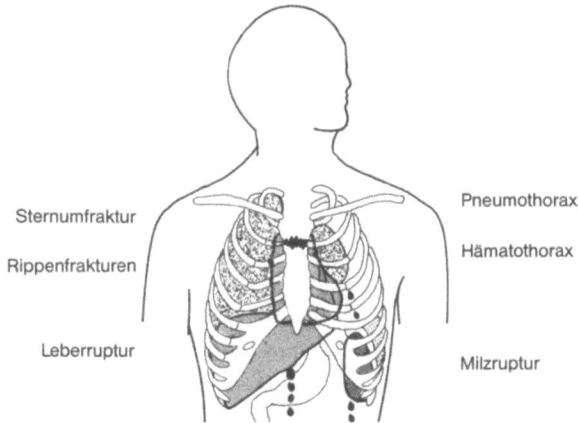

Abb. 55. Komplikationen bei der externen Herzmassage

Komplikationen der externen Herzdruckmassage (Abb. 55)
- Rippenfrakturen,
- Sternumfraktur,
- Absprengung der Rippen am Sternum,
- Pneumothorax,
- Hämatothorax,
- Lungenkontusion,
- Leberruptur,
- Milzruptur,
- Fettembolie.

Aus diesen Gründen muß ein Patient nach einer Reanimation äußerst sorgfältig untersucht werden, insbesondere auch auf intrathorakale und intraabdominale Blutungen.

Die möglichen Komplikationen dürfen aber nicht von der sofortigen Durchführung der Basismaßnahmen abhalten.

10 häufige Fehler und Gefahren bei der externen Herzmassage

1. Patient nicht flach auf harter Unterlage gelagert: Herzdruckmassage ineffektiv.
2. Beine nicht angehoben: Keine Autotransfusion zur Verbesserung des Minimalkreislaufs.
3. Verzögerter Beginn durch ausführliche Diagnostik oder Herbeiholen irgendwelcher Hilfsmittel: irreversible Hirnschäden bei verzögertem Reanimationsbeginn.
4. Falscher Druckpunkt: Gefahr von Pneumothorax, Hämatothorax, Lungenkontusion, Leber- und Milzruptur.
5. Herzmassage zu schnell und ruckartig: Kompressionsphase zu kurz.
6. Längere Unterbrechungen als ca. 5 s (Ausnahme Intubation): Minimalkreislauf erliegt und muß neu aufgebaut werden.
7. Handballen wird nach Kompression des Thorax hochgenommen und mit Schwung erneut auf den Thorax aufgesetzt: Verletzungsgefahr (Sternumfraktur, kostochondrale Absprengung).
8. Druck wird mit Fingern auf Rippen übertragen: ungenügende Kompression, Rippenfrakturen.
9. Keine Kontrolle der Wirksamkeit der Maßnahmen: Maßnahmen bleiben unbemerkt ineffektiv, Korrekturen werden nicht vorgenommen, Wiedereinsetzen der spontanen Pumpfunktion des Herzens oder der Spontanatmung werden nicht wahrgenommen.
10. Herzmassage während Transport auf der Trage: Herzmassage ineffektiv, Transport erschwert. (Transport erst nach Stabilisierung der Kreislauffunktion vornehmen!)

5.3 Kombination von Beatmung und externer Herzmassage

1-Helfer-Methode: Für Laien wird nur die 1-Helfer-Methode empfohlen. Im allgemeinen ist davon auszugehen, daß sich zunächst nur ein Helfer am Unfallort befindet, deshalb soll die Ausbildung der Ersthelfer auf die 1-Helfer-Methode konzentriert werden. Auch wenn ein zweiter Ersthelfer an die Notfallstelle hinzukommt, soll weiterhin die 1-Helfer-Methode durchgeführt werden. In diesem Fall löst der zweite den ersten Helfer ab.

2-Helfer-Methode: Die 2-Helfer-Methode ist technisch einfacher und wirksamer. Sie ist deshalb durchzuführen, wenn 2 ausgebildete Helfer am Notfallort anwesend sind (Ärzte, Rettungssanitäter, Pflegepersonal). Die Kompressionsfrequenz der externen Herzmassage beträgt zwischen 80 und 100/min. Da es bei dieser hohen Kompressionsfrequenz kaum möglich ist, den Patienten ausreichend zu beatmen, wird nach jeder 5. Kompression eine angedeutete Pause (1–2 s) zur Beatmung empfohlen.

Zusammenfassung der mechanischen Maßnahmen der Reanimation (aktuelle Empfehlungen)

1. Präkordialer Schlag nur unter Monitor- oder EKG-Kontrolle.
2. Externe Herzmassage: Druck- und Entlastungsphase 1:1.
3. Frequenz der externen Herzmassage 80–100/min.
4. 1-Helfer-Methode: Herzmassage und Beatmung 15:2.
5. 2-Helfer-Methode: Herzmassage und Beatmung 5:1.
6. Beatmung: in angedeuteter Pause zwischen den Kompressionen, sonst Herzmassage nicht unterbrechen. Inspirationsphase 2 s pro Beatmung. Beatmungsfrequenz 10–12/min.
7. Intubierte Patienten: Herzmassage und Beatmung unkoordiniert.

Im folgenden wird noch einmal zusammengefaßt, in welchen Punkten sich die Empfehlungen der AHA 1986 und 1992 gegenüber früheren Empfehlungen unterscheiden.

Zusammenfassung der Änderungen der Basismaßnahmen

1. Überstrecken des Kopfes mit Anheben des Kinns statt Anheben des Nackens.
2. Dreifachhandgriff mit
   – Überstrecken des Kopfes,
   – Öffnen des Mundes,
   – Vorschieben des Unterkiefers
   vor allem für traumatisierte Patienten (Schädel-Hirn-Trauma, Verdacht auf Halswirbelverletzung) empfohlen.
3. Mund-zu-Nase- und Mund-zu-Mund-Beatmung als gleichwertige Techniken der Atemspende empfohlen.

4. Beginn der Beatmung mit 2 langsamen Atemstößen (pro Atemstoß ca. 2 s), jeweils volle Ausatmung vor der nächsten Beatmung abwarten.
5. Für die Ausbildung von Laien wird nur die 1-Helfer-Methode empfohlen.
6. Krikoiddruck (nach Sellick) soll von medizinischem Personal während der Beatmung angewandt werden.
7. Bei Fremdkörperaspiration nur noch die abdominalen Kompressionen (Heimlich-Handgriff) empfohlen, nicht mehr Schläge zwischen die Schulterblätter.
8. Präkordialer Schlag nur in der Klinik unter Monitorkontrolle.
9. Abwandlung der standardisierten Maßnahmen des „ABC-Schemas" nicht empfohlen.

Überwachen während Reanimation

1. Die Herzdruckmassage wird fortgesetzt, bis die spontane Herzaktion zurückkehrt; die Beatmung oder Atemspende, bis eine ausreichende Spontanatmung auftritt.
2. Nach 4 bzw. 10 Reanimationszyklen, bestehend aus Thoraxkompression und Beatmung, ist durch Tasten des Karotispulses für ca. 5 s festzustellen, ob bereits ein Spontankreislauf wiederhergestellt ist.
3. Ist der Puls nicht tastbar, wird mit der kardiopulmonalen Reanimation (CPR) ohne Verzögerung fortgefahren.
4. Wenn ein tastbarer Puls vorhanden ist, ist die Spontanatmung für etwa 3–5 s zu kontrollieren.
5. Im Verlaufe einer längeren Reanimation sind Puls und Atmung im Abstand von einigen Minuten zu überprüfen.
6. Die Reanimationsmaßnahmen dürfen nicht länger als 5 s zur Kontrolle unterbrochen werden.

Effizienzkontrolle der Basismaßnahmen: Die Wirksamkeit der Basismaßnahmen ist an folgenden Zeichen feststellbar:

- tastbare Pulse an den großen Arterien (A. carotis, A. femoralis);
- Haut wird rosiger;
- Pupillenverengung (vor Anwendung von Pharmaka; Abb. 56);
- einsetzende Spontanatmung;
- Aufhellung des Bewußtseins.

Kombination von Beatmung und externer Herzmassage 53

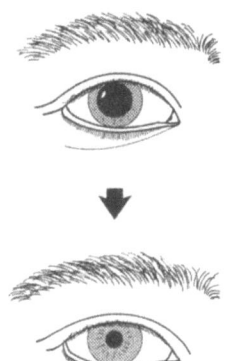

Abb. 56. Pupillenverengung als ein Hinweis für die Wirksamkeit der Basismaßnahmen. Beachte aber: Keine Zeit mit der Pupillendiagnostik verlieren!

Merke:
1. Bei der Pupillendiagnostik müssen immer beide Pupillen überprüft werden (Glasauge, Augenverletzung). Klinisch wichtig ist die wiederholte Prüfung der Pupillenreaktion im Verlauf der CPR: Verengen sich die Pupillen hierbei wieder, so ist dies ein Hinweis darauf, daß Blut und Sauerstoff durch den künstlich aufrechterhaltenen Kreislauf in das Gehirn gelangen.
2. Nach Adrenalingabe ist die Pupillenweite als diagnostisches Zeichen nicht mehr verwertbar, da nach Adrenalin gewöhnlich eine Mydriasis auftritt.
3. Tastbare Arterienpulsationen während Herzmassage beweisen für sich allein genommen nicht, daß ein wirksamer Minimalkreislauf besteht. Durch die externe Herzmassage wird rhythmisch Druck und Zug auf die Aorta ausgeübt, wodurch bei Fortpflanzung auf die großen Gefäße eine Pulswelle vorgetäuscht werden kann.
4. *Ursachen für ineffektive Reanimation:*
   - Hypovolämie,
   - Spannungspneumothorax,
   - instabiler Thorax,
   - Myokardruptur,
   - Herztamponade,
   - massive Lungenembolie.

5.4 Spezielle Formen der Reanimation

Interne Herzmassage: Während offener, direkter (interner) Herzmassage ist das künstlich erzeugte Herzminutenvolumen mindestens doppelt so hoch wie bei externer Herzmassage: die myokardiale und zerebrale Perfusion erreicht annähernd Normalwerte. Aufgrund der aufwendigen Technik und der möglichen Komplikationen (Infektion, Operationstrauma) bleibt die direkte Herzmassage der Klinik und speziellen Indikationen vorbehalten.

Indikationen:
1. Perforierende Thoraxverletzungen,
2. Spannungspneumothorax,
3. Herzbeuteltamponade,
4. Thoraxdeformitäten,
5. intraoperativer Herz-Kreislauf-Stillstand (wenn Thorax bereits offen),
6. Herz-Kreislauf-Stillstand bei schwerer Hypothermie.

Technik der internen Herzmassage (Abb. 57)

1. Voraussetzungen: endotracheale Intubation und kontrollierte Beatmung.
   Eröffnung des Thorax nur durch einen Arzt mit Erfahrung in der Thorakotomie.
2. Thorax im 4. oder 5. linken Interkostalraum eröffnen, Durchtrennung von Haut und Muskulatur mit Messer oder Schere.
   Rippen mit den Händen spreizen.
   Wenn vorhanden, Thoraxsperre einsetzen.
3. Sofort mit der Kompression des Herzens beginnen.
   Zunächst Perikard nicht eröffnen.
   Die Handfläche der linken Hand umfaßt die Ventrikelspitze.
   Das Herz mit Daumen und Handballen komprimieren.
   Kompressionsfrequenz ca. 80/min.
   Mit der rechten Hand kann Adrenalin unter Sicht direkt intrakardial injiziert werden.
   Bei eröffnetem Perikard kann die Kompression des Herzens mit größerer Wirksamkeit durchgeführt werden.
   Bei großen Herzen: Eine Hand hinten unter das Herz legen, die andere vorne auf das Herz.

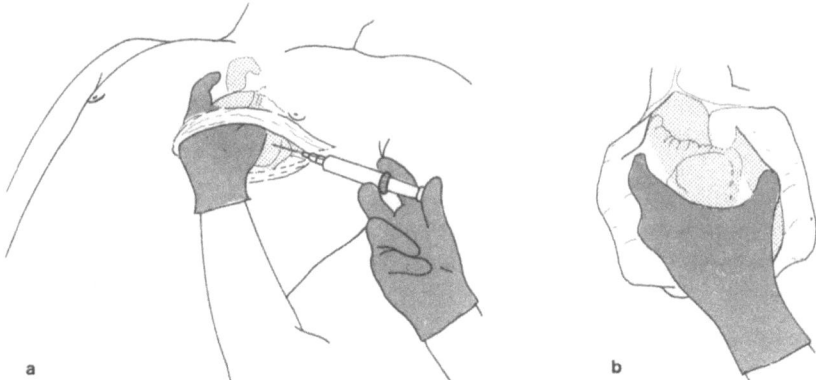

Abb. 57a, b. Intrathorakale Herzmassage. **a** Kompression des Herzens mit der linken Hand. Mit der rechten Hand kann Adrenalin direkt intrakardial injiziert werden. **b** Nach Eröffnung des Perikards ist das Herz besser zu umfassen. Die Handfläche der linken Hand umschließt dabei die Ventrikelspitze

Hustenreanimation: Vom Patienten selbst durchgeführte Reanimation durch Husten ist möglich. Sie ist allerdings auf Situationen in der Klinik beschränkt, in denen der Herz-Kreislauf-Stillstand auf dem Monitor beobachtet wird, bevor der Patient bewußtlos (10–15 s nach Herz-Kreislauf-Stillstand) und überdies noch in der Lage ist, kräftig zu husten.

Durch intrathorakale Druckschwankungen kann mit der selbstinduzierten Hustenreanimation eine zerebrale Perfusion im Extremfall für 1–2 min erreicht und dadurch das Bewußtsein erhalten werden.

Derartige Fälle sind bei Herzkatheteruntersuchungen beschrieben worden.

5.5 Stabilisierung vor dem Transport

Vor dem Transport des Patienten vom Notfallort in die Klinik oder innerhalb der Klinik sollte der Kreislauf stabilisiert sein, da Reanimationsmaßnahmen im Fahrstuhl, auf der Treppe oder während des Transports wesentlich schlechter durchzuführen sind als an der Notfallstelle.

Herzdruckmassage während des Transports auf der Trage ist nur selten gerechtfertigt, da sie nicht sehr wirksam sein kann.

Beim Transport im Treppenhaus ist es notwendig, nach einigen Treppenstufen anzuhalten um erneut wirksam Herzdruckmassage und Beatmung durchzuführen.

Eine Unterbrechung der Basismaßnahmen sollte nicht länger als 15–20 s dauern. Besteht Verdacht auf eine fulminante Lungenembolie, so ist es nicht sinnvoll, eine vollständige Stabilisierung des Kreislaufs vor dem Transport anzustreben, da die einzige effektive Therapie in der Thorakotomie und Thrombektomie besteht.

Transport in der Regel erst nach ausreichender Erstversorgung: Die Überlebenschancen des Patienten sind größer, wenn der Kreislauf am Unfallort wiederhergestellt ist und eine ausreichende Erstversorgung am Unfallort abgeschlossen ist.

Erstversorgung bedeutet:

- Beatmung mit Sauerstoff,
- Schaffen eines venösen Zugangswegs,
- Kreislaufverhältnisse so stabil wie möglich, notwendige Therapie mit Sympathikomimetika begonnen,
- Kontaktaufnahme mit dem Krankenhaus zur Vorbereitung der Einlieferung.

Ausnahmen bezüglich der Forderung nach Stabilisierung des Patienten am Notfallort: Rettungspersonal ist weder ausreichend ausgebildet noch ausgerüstet.

Für die definitive Therapie sind Maßnahmen notwendig, die am Unfallort nicht durchführbar sind:

- Drainage bei Herzbeuteltamponade;
- therapieresistenter Herzblock, der eine Schrittmacherimplantation erfordert;
- Herzstillstand bei Hypothermie (kontrollierte Aufwärmung);
- innere Blutungen, die nur durch einen chirurgischen Eingriff behoben werden können;
- Spannungspneumothorax;
- Hämatothorax;
- Verdacht auf fulminante Lungenembolie.

6 Pharmakotherapie

Die Anwendung von Pharmaka ist für eine erfolgreiche Reanimation unerläßlich. Ohne Pharmakotherapie kann eine spontane Kreislauffunktion nach Herz-Kreislauf-Stillstand nur dann wiederhergestellt werden, wenn der Kreislaufstillstand beobachtet wurde oder nur wenige Minuten bestand. Dies ist im wesentlichen darauf zurückzuführen, daß während Reanimation ohne endogene oder exogene Katecholaminwirkung zu niedrige Perfusionsdrücke für Herz und Gehirn erzeugt werden, um eine ausreichende Durchblutung dieser Organe herzustellen (Abb. 51).

Vor allem reicht die koronare Perfusion in der Regel nicht aus, um die Ischämie zu beseitigen und das Wiedereinsetzen der spontanen Pumpfunktion des Herzens zu ermöglichen. Die niedrigen Perfusionsdrücke während externer Herzmassage entstehen durch die periphere Vasodilatation bei Herz-Kreislauf-Stillstand und die Kompression der intrahorakalen arteriellen Gefäße durch die intrathorakale Druckerhöhung.
Die periphere Vasodilatation wird durch Azidose und Hypoxie bzw. Ischämie des Gewebes während Herz-Kreislauf-Stillstand hervorgerufen.
Die großen intrathorakalen Gefäße (A. carotis und A. subclavia) kollabieren während längerer Reanimation infolge des erhöhten intrathorakalen Druckes und des Tonusverlustes der großen intrathorakalen Arterien. Dadurch wird die Druckübertragung in die extrathorakalen Arterien behindert und die zerebrale Durchblutung vermindert.

Das Ziel der Pharmakotherapie in der Reanimation ist es, die ungünstigen Perfusionsverhältnisse von Herz und Gehirn zu verbessern und damit den Kurz- und Langzeiterfolg der Reanimation zu sichern.

Merke: Die Langzeiterfolge nach Reanimation können nur verbessert werden, wenn die Pharmakotherapie rasch begonnen wird.

Entsprechend der Zielsetzung sind die Wirkungen der angewandten Pharmaka auf die Durchblutung von Herz und Gehirn sowie den Tonus der peripheren Gefäße von Bedeutung (Abb. 58).

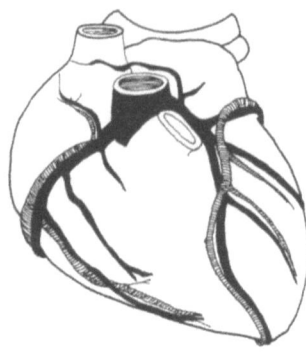
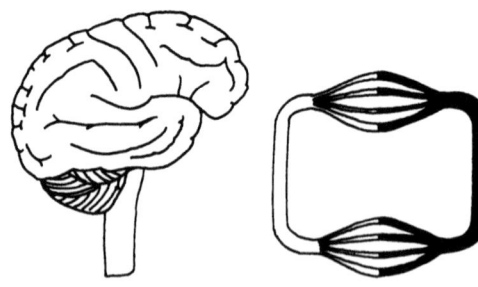

Abb. 58. Wirkungsorte der in der Reanimation angewandten Pharmaka: Herz, Gehirn und periphere Gefäße

6.1 Applikationswege für Medikamente

Die Rangfolge der empfohlenen Applikationswege in der Reanimation lautet:
1. Vene am Unterarm, V. basilica (Katheter),
2. broncho-alveolärer Weg durch Tubus,
3. V. jugularis externa,
4. V. femoralis (Katheter),
5. V. jugularis interna (Katheter),
6. V. subclavia (Katheter).

Wichtig: Während Reanimation Medikamente intramuskulär oder subkutan zu injizieren ist sinnlos, da das subkutane Gewebe und die Muskulatur unter den Bedingungen des Minimalkreislaufs während externer Herzmassage nicht perfundiert und somit Medikamente nicht aufgenommen werden.

Eine periphere *großlumige Vene am Unterarm* ist der günstigste Zugangsweg, um die bei Reanimation notwendigen Medikamente zu applizieren (Abb. 59).
Über die *V. basilica* kann ein Venenkatheter in den zentralen Venenbereich vorgeschoben werden (Abb. 60). Hierdurch gelangen die Medikamente rascher an ihren Wirkungsort. Alle Medikamente werden durch eine Elektrolytinfusion eingespült (Bolus von 20 ml). Zusätzlich ist es günstig, die betreffende Extremität anzuheben. Hand- und Fußrückenvenen sind wegen der extremen Kreislaufzentralisation ungünstig als Zugangswege bei Herz-Kreislauf-Stillstand.

Applikationswege für Medikamente 59

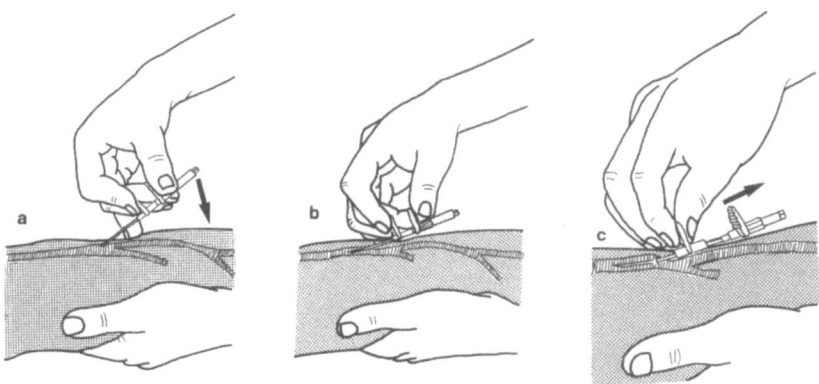

Abb. 59a–c. Punktion einer Vene am Unterarm. **a** Einstich durch die Haut im stumpfen Winkel am günstigsten vor einer Venengabel. **b** Absenken der Nadel und weiteres Vorschieben im spitzen Winkel. **c** Der Mandrin wird zurückgezogen, während die Verweilkanüle weiter vorgeschoben wird

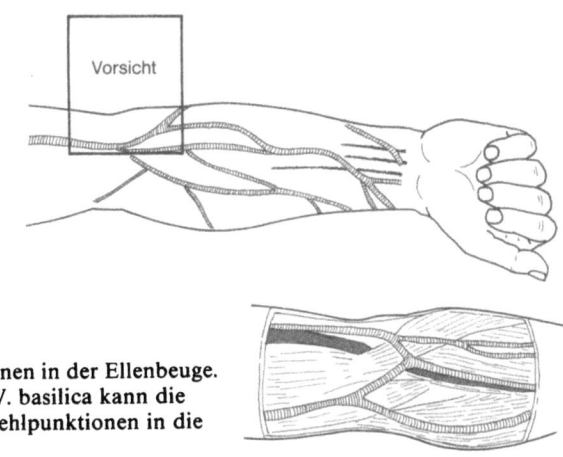

Abb. 60. Punktion von Venen in der Ellenbeuge. Vorsicht: Unterhalb der V. basilica kann die A. brachialis verlaufen. Fehlpunktionen in die Arterie sind möglich

Wenn es nicht rasch gelingt, eine periphere Vene zu punktieren, ist die intratracheale Applikation eine gute Alternative. Dies gilt für Adrenalin, Lidocain und Atropin. Die Medikamente werden dazu in mindestens doppelter Dosierung vorzugsweise in Wasser verdünnt und über einen endotrachealen Tubus appliziert (Abb. 61). Bei Verdünnung in Wasser tritt die Wirkung ebenso rasch und sicher ein wie bei zentralvenöser Applikation. Aufgrund des osmotischen Gradienten von der Alveolarmembran ins Blut gelangt Adrenalin rascher ins Blut, wenn es in Wasser als wenn es in

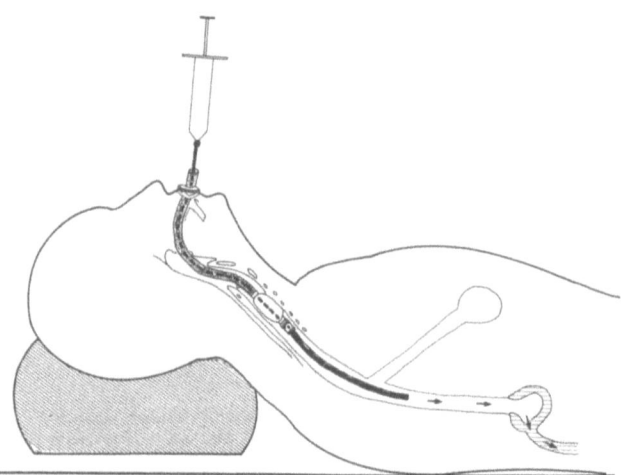

Abb. 61. Intratracheale Applikation von Adrenalin, Atropin oder Lidocain. Über den endotrachealen Tubus wird ein Absaugkatheter vorgeschoben und darauf die Spritze aufgesetzt. Mit Wasser verdünntes Adrenalin wird rasch über die Alveolen ins Blut aufgenommen

NaCl verdünnt ist. Um den Wirkungseintritt zusätzlich zu beschleunigen, sollten nach der Instillation über den Katheter einige rasche Luft-O_2-Insufflationen folgen.

Die V. jugularis externa tritt bei Herz-Kreislauf-Stillstand häufig gut hervor und kann leicht punktiert werden (Abb. 62). Allerdings muß hierzu die Beatmung unterbrochen werden, es sei denn, der Patient ist intubiert.

Die Punktion der V. femoralis ist ungünstig, da die Perfusion unterhalb des Zwerchfells während Reanimation wesentlich schlechter ist als im brachiozephalen Strömungsgebiet. Deshalb wird die V. femoralis am besten vermieden, es sei denn, ein Venenkatheter kann in den supradiaphragmalen Bereich vorgeschoben werden.

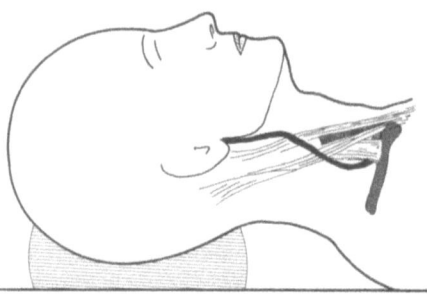

Abb. 62. Die V. jugularis externa kann bei Herz-Kreislauf-Stillstand häufig leicht punktiert werden

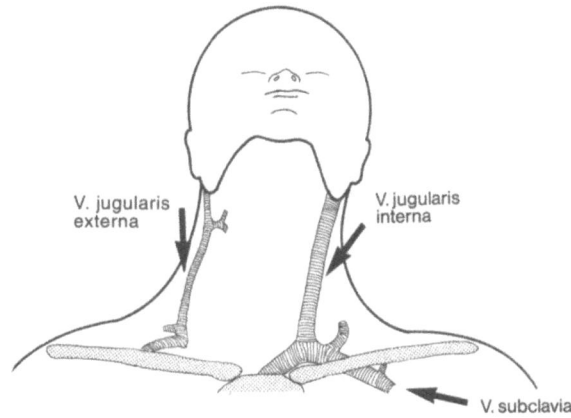

Abb. 63. Von den oberen Zugangswegen zu zentralen Venen ist nur die V. jugularis externa zur Punktion bei Reanimation geeignet

Das Einführen eines zentralen Venenkatheters über die V. jugularis interna oder V. subclavia während der Reanimation (Abb. 63) ist mit einigen erheblichen Nachteilen und Komplikationsmöglichkeiten behaftet.

Nachteile der Punktion zentraler Venen während der Reanimation:
1. Herzmassage und Beatmung müssen unterbrochen werden.
2. Gefahr von Pneumothorax und Hämatothorax.
3. Fehlende aseptische Bedingungen.
4. Erfolgloser Punktionsversuch: Kontraindikation für Thrombolysetherapie bei akutem Myokardinfarkt.

Zusätzliche Gefahren der intrakardialen Injektion:
1. Verletzung einer Koronararterie.
2. Intramyokardiale Injektion.
3. Verschleppung eines Hautzylinders.

Während Reanimation sind andere Maßnahmen vordringlicher (Defibrillation, Intubation) als das Anlegen eines zentralen Venenkatheters.
  Die intrakardiale Injektion von Medikamenten bleibt den ungünstigen Ausnahmefällen vorbehalten, in denen weder ein peripherer noch ein zentraler venöser Zugang geschaffen werden kann und auch eine endotracheale Intubation nicht möglich ist. Die Komplikationsmöglichkeiten der intrakardialen Injektion sind erheblich und können einen primären Reanimationserfolg wieder zunichtemachen.

6.2 Phasen der Pharmakotherapie

Entsprechend der unterschiedlichen pathophysiologischen Ausgangssituationen und der angestrebten Ziele sind 3 Phasen in der Pharmakotherapie während Reanimation zu unterscheiden:

Phase I: Wiederherstellung der suffizienten spontanen Pumpfunktion des Herzens.
Phase II: Erhaltung und Verbesserung der Herz- und Kreislauffunktion.
Phase III: Pharmakologische Protektion der vitalen Organe vor weiterer hypoxisch-ischämischer Schädigung.

6.2.1 Phase I: Wiederherstellung der suffizienten spontanen Pumpfunktion des Herzens (Abb. 64)

Voraussetzung für die Wiederherstellung der spontanen Pumpfunktion des Herzens ist die Verbesserung der koronaren Durchblutung während Reanimation und damit die Anhebung des diastolischen Aortendrucks durch periphere Vasokonstriktion. Nur wenn es gelingt, den koronaren Perfusionsdruck über 30 mm Hg während Herzmassage anzuheben, bestehen gute Chancen für einen primären Reanimationserfolg. Die koronare Perfusion ist während CPR direkt abhängig vom koronaren Perfusionsdruck.

Der koronare Perfusionsdruck ergibt sich aus der Differenz zwischen dem Druck im rechten Vorhof und dem diastolischen Aortendruck. Da während der Kompressionsphase die Drücke im rechten Vorhof und der Aorta gleich hoch sind, ist hier keine koronare Perfusion möglich. Das Myokard wird ausschließlich während der künstlichen Diastole perfundiert (s. Abb. 51, S. 43).

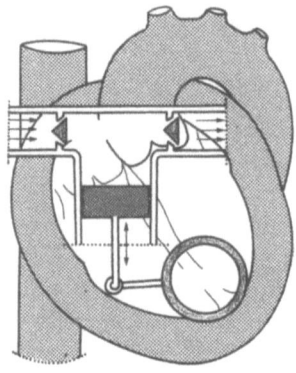

Abb. 64. Erstes Ziel der Pharmakotherapie in der Reanimation ist die Wiederherstellung der Pumpfunktion des Herzens

Adrenalin: *Adrenalin ist Medikament der Wahl zur Wiederherstellung der Zirkulation.* Die gute Wirksamkeit von Adrenalin in der Reanimation ist bereits seit 1906 bekannt. Damals schlossen Crile und Doley aus experimentellen Untersuchungen an Hunden, daß die Wirkung von Adrenalin in der Reanimation im wesentlichen auf der Herstellung eines ausreichenden koronaren Perfusionsdrucks von 30–40 mm Hg besteht. Seitdem wurde die gute Wirksamkeit von Adrenalin in der Reanimation in zahlreichen experimentellen Untersuchungen belegt und hat sich auch in der klinischen und außerklinischen Praxis gezeigt.

Wirkungen von Adrenalin bei Reanimation

α-adrenerge Wirkung:
1. Vasokonstriktion der Ateriolen;
2. Erhöhung des Tonus der thorakalen Aorta, A. subclavia und A. carotis;
3. Venokonstriktion: erhöhtes zentrales Blutvolumen.

β-adrenerge Wirkung:
1. Steigerung der Schrittmacheraktivität
   a) Stimulation der spontanen Kontraktion (Automatie),
   b) Erhöhung der Herzfrequenz;
2. elektromechanische Koppelung (indirekt über Ca^{2+});
3. Steigerung der Kontraktionskraft;
4. Verstärkung der Amplitude von Kammerflimmern.

Die α-mimetische, vaskonstriktorische Wirkungskomponente von Adrenalin ist für den ersten Schritt der Pharmakotherapie in der Reanimation von ausschlaggebender Bedeutung, da hierdurch die Koronarperfusion gesteigert wird (Abb. 65). Diese Wirkungskomponente überwiegt vollständig bei der hohen Dosis von Adrenalin (1 mg beim Erwachsenen), die in der Reanimation als Bolus appliziert wird.

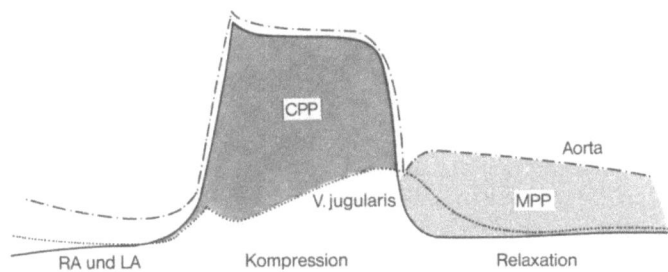

Abb. 65. Adrenalin erhöht den koronaren und zerebralen Perfusionsdruck während der Reanimation. Dadurch wird die Durchblutung von Herz und Gehirn entscheidend verbessert

Die Erhöhung des Tonus der großen intrathorakalen arteriellen Gefäße ist für die zerebrale Durchblutung wichtig. Auch diese Wirkung wird über α-Stimulation vermittelt.

Die β-mimetische Wirkungskomponente (positiv inotrope Wirkung und Steigerung der Schrittmacheraktivität) ergänzt die α-Stimulation von Adrenalin sinnvoll, wenn der spontane Kreislauf in Gang gekommen ist. Voraussetzung für eine günstige Wirkung der β-Stimulation ist eine ausreichende koronare Perfusion.

Adrenalin verbessert auch die Chancen der zerebralen Erholung, indem es verhindert, daß die A. carotis am intrathorakalen Eingang kollabiert. Dadurch wird die zerebrale Durchblutung verbessert. Nach Wiederherstellung der spontanen Kreislauffunktion verhindert Adrenalin das sog. No-reflow-Phänomen des Gehirns, indem es den arteriellen Blutdruck zu Beginn der Reperfusionsphase für etwa 10–15 min erhöht.

Wichtige Richtlinien zur Adrenalinapplikation in der Reanimation

1. Erste Injektion ohne EKG-Diagnose (falls EKG nicht sofort verfügbar).
2. i.v.-Dosis 1 mg (Erwachsene), Verdünnung unnötig.
3. Repetition alle 3–5 min.
4. Intrabronchiale Applikation (Tubus) alternativ zu i.v.-Injektion: 2–3 mg in 10 ml Wasser oder NaCl (Erwachsene).
5. Mischung von Adrenalin und $NaHCO_3$ vermeiden.

Unerwünschte Wirkungen von Adrenalin in der Reanimation

1. Adrenalin erhöht – wie alle Sympathikomimetika mit β-mimetischer Wirkung – die Aktivität sämtlicher Schrittmacherzellen des Herzens, wodurch über ektopische Schrittmacher *tachykarde Arrhythmien* und Kammerflimmern ausgelöst werden können. Ein Defibrillator muß deshalb bei Anwendung von Adrenalin zur Verfügung stehen.
2. Adrenalin *verstärkt* die muskulären Kontraktionen bei *Kammerflimmern*, was einen Anstieg des Sauerstoffverbrauchs zur Folge hat. Experimentell ist ein derartiger Anstieg des Sauerstoffverbrauchs nach Sympathikomimetika mit überwiegend α-mimetischer Wirkung (z. B. Methoxamin) nicht nachzuweisen. Das verstärkte Kammerflimmern nach Adrenalin erhöht den linksventrikulären Druck, also den Druck auf das Endokard, wodurch die endokardiale Perfusion verschlechtert wird. Diese Verminderung des Verhältnisses von endokardialer zu epikardialer Perfusion wurde nach Methoxamin nicht gefunden.
3. Initial nach Adrenalininjektion tritt eine kurzdauernde Hyperkaliämie auf, die dann in eine *Hypokaliämie* übergeht. Während die Hyperkaliämie für die ventrikuläre Vulnerabilität ohne Bedeutung ist, wird die

Flimmerschwelle durch die Hypokaliämie wahrscheinlich gesenkt, die Flimmerbereitschaft also gesteigert. Solange der Barorezeptorenreflex intakt ist bzw. durch Drucksteigerung aktiviert wird, erhöht die adrenalininduzierte Hypokaliämie die Vulnerabilität des Herzens nur unerheblich.
4. Der *Sauerstoffverbrauch* des Herzens wird bei Reanimation mit Adrenalin auch unmittelbar nach der Wiederherstellung der Kreislauffunktion gesteigert. Dies beruht auf der Zunahme von Herzfrequenz und Kontraktionskraft des linken Ventrikels.
5. Die *subendokardiale Perfusion* wird vermindert.
6. Der *Blutdruckanstieg* und die Erhöhung der myokardialen Kontraktion nach Wiederherstellung der autonomen Pumpfunktion des Herzens kann nach Adrenalininjektion in der Reanimation exzessive Ausmaße erreichen. Dies war insbesondere dann der Fall, wenn Adrenalin mit Kalzium kombiniert wurde.

α-Sympathikomimetika: Da die α-mimetische, vasokonstriktorische Wirkungskomponente von Adrenalin in der Reanimation die überragende Rolle spielt, wird in der letzten Zeit verstärkt die Frage erörtert, ob nicht reine α-Sympathikomimetika gegenüber Adrenalin, das sowohl α- als auch β-stimulierend wirkt, vorzuziehen seien. Vor allem der erhöhte Sauerstoffverbrauch durch die β-Stimulation (positiv inotrope und chronotrope Wirkung) und die verstärkte Arrhythmieneigung von Adrenalin sind als nachteilig anzusehen.

Nach experimentellen und neueren klinischen Untersuchungen stellen Medikamente mit ausschließlicher oder stark überwiegender vasopressorischer Wirkung (Phenylephrin, Methoxamin, Metaraminol, Noradrenalin) jedoch *keine günstigere Alternative im Vergleich zu Adrenalin dar; sie bieten keine sicheren Vorteile.* Das Mittel der ersten Wahl bleibt demnach Adrenalin.

Dopamin: Die stimulierende Wirkung von Dopamin auf α-, β- und Dopaminrezeptoren ist dosisabhängig unterschiedlich (Tabelle 1).

Tabelle 1. Hämodynamische Wirkungen von Dopamin

Dosis [μg/kg · min]	Überwiegender Rezeptor	Wirkung
1–3	Dopaminrezeptor	Vasodilatation (Niere, Mesenterium)
1–10	$β_1$-Rezeptor	Positiv-inotrop Anstieg der Herzfrequenz
>10	α-Rezeptor	Vasokonstriktion

Die Erfahrungen mit Dopamin als Medikament zur Wiederherstellung der spontanen Pumpfunktion des Herzens sind sowohl experimentell als auch klinisch gering. Ausführliche hämodynamische Untersuchungen in der Reanimation fehlen bisher.

Tierexperimentell war Dopamin hochdosiert in der Reanimation nach asphyktischem Herzstillstand und Kammerflimmern ebenso wirksam wie Adrenalin, nach länger bestehendem Kreislaufstillstand jedoch unterlegen.

In der Reanimation sind Vorteile von Dopamin gegenüber Adrenalin denkbar, aber bisher nicht nachgewiesen worden.

Dopamin in der Reanimation

Pro

- Pharmakotherapie in CPR mit *einem* Medikament.
  Wirkungen:
  Phase I: α-Rezeptoren,
  Phase II: β-Rezeptoren,
  Phase III: Niere.

Contra

- Steuerbarkeit?
  Komplexe Wirkung sekundär über Noradrenalin.
- Wirkung in CPR tierexperimentell nicht eindeutig.
- Klinische Erfahrung gering.

Nach dem aktuellen Wissensstand erscheint Dopamin Adrenalin in der Phase I der Pharmakotherapie der CPR unterlegen.

Zu den Anwendungsmöglichkeiten von Dopamin in der Reanimation sind weitere Studien und klinische Erfahrungen erforderlich.

β-Sympathikomimetika: Alle bisherigen experimentellen Untersuchungen haben ergeben, daß überwiegend β-stimulatorisch wirksame Katecholamine den primären Reanimationserfolg *nicht* verbessern.

Das früher in Deutschland für die Reanimation empfohlene β-Sympathikomimetikum Orciprenalin hat sich in experimentellen Untersuchungen im Vergleich zu Adrenalin als *weniger wirksam* herausgestellt. Adrenalin ist inzwischen auch in deutschsprachigen Ländern unbestritten das Mittel der ersten Wahl bei der Reanimation.

Die geringe Wirkung von β-Sympathikomimetika in der frühen Phase der CPR beruht darauf, daß der diastolische Aortendruck und damit der koronare Perfusionsdruck aufgrund der peripheren Vasodilatation nicht angehoben wird, sondern sogar absinkt (Abb. 66).

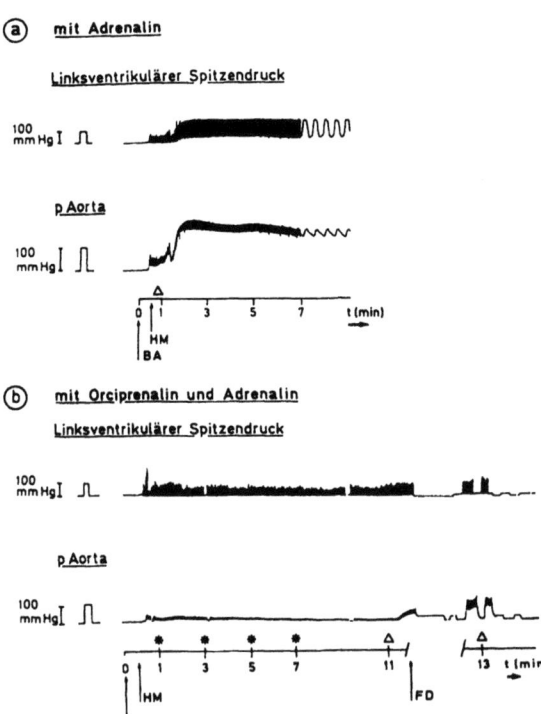

Abb. 66 a, b. Wirkung von Adrenalin und Orciprenalin in der Reanimation; linksventrikulärer Spitzendruck und Aortendruck (p Aorta) während interner Herzmassage an Hunden (Originalregistrierungen). **a** Nach Adrenalininjektion (1 mg) steigt der Druck in der Aorta von 45/100 mm Hg auf 105/70 mm Hg an. Die spontane Zirkulation ist nach 1½ min wiederhergestellt. **b** Dagegen fällt der Druck in der Aorta von 42/16 mm Hg auf 20/5 mm Hg nach 4maliger Orciprenalinapplikation (0,5 mg) ab. Die Adrenalininjektion nach 11 min hebt den Aortendruck auf 67/37 mm Hg an. Ein anhaltender Spontankreislauf kann aber nicht wiederhergestellt werden. (Aus Meuret 1984)

Natriumbicarbonat: Bisher ist weder experimentell noch klinisch nachgewiesen worden, daß ein Azidoseausgleich mit $NaHCO_3$ den Reanimationserfolg verbessert.

Dagegen wurde in den letzten Jahren über vielfältige ungünstige Wirkungen von $NaHCO_3$ berichtet:

Gefahren der Natriumbicarbonatapplikation

1. Behinderung der Sauerstofffreisetzung von Hämoglobin;
2. Hypernatriämie und Hyperosmolarität;
3. paradoxe Azidose im ZNS;
4. Auslösung maligner Arrhythmien (irreversibles Flimmern);
5. Myokarddepression;
6. Myokardkontraktur („stone heart");
7. Wirkungsverlust von Katecholaminen;
8. Blutdruckabfall durch periphere Vasodilatation.

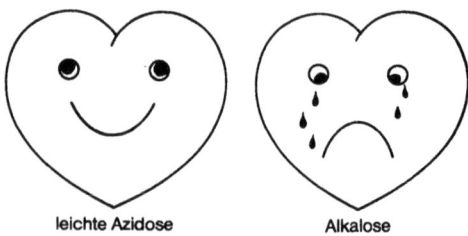

Abb. 67. Eine leichte Azidose ist für die Wiederbelebung des Herzens – wahrscheinlich auch des Gehirns – günstiger als eine metabolische Alkalose

Aufgrund der negativen Auswirkungen einer Überkompensation der Azidose wurde in den Empfehlungen der American Heart Association von 1980 zunächst die empfohlene Dosis von NaHCO$_3$ für die Blindpufferung erniedrigt.

Nach dem aktuellen Wissensstand soll NaHCO$_3$ beim Herz-Kreislauf-Stillstand in den ersten 5–10 min der Reanimation nicht mehr eingesetzt werden. Eine Ausnahme bildet eine vorbestehende schwere metabolische Azidose, z. B. bei diabetischem Koma oder hypovolämischem Schock. Bei primärem Kammerflimmern ohne vorbestehende Azidose ist in den ersten Minuten ein ausreichender Azidoseausgleich allein durch adäquate Beatmung zu erreichen.

Eine Blindpufferung sollte nur dann erwogen werden, wenn bei länger bestehendem Herz-Kreislauf-Stillstand (> 5 min) und/oder einer Reanimationsdauer von mehr als 10 min Defibrillation, externe Herzmassage, Intubation und Beatmung sowie die mehrfache Applikation von Adrenalin erfolgt sind. Die empfohlene Dosis für die Natriumbicarbonatinfusion beträgt dann 0,5 (–1) mmol/kg KG.

Während der langsamen Infusion von Natriumbicarbonat ist es notwendig, das auf chemischem Wege nach der Formel:

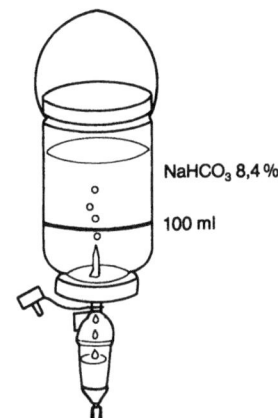

Abb. 68. Infusionsflasche mit $NaHCO_3$ markieren, um Überdosierung zu vermeiden!

$$H^+ + HCO_3^- \leftrightharpoons H_2CO_3 \leftrightharpoons H_2O + CO_2$$

gebildete CO_2 durch verstärkte Ventilation zu eliminieren.

Merke: In den meisten Fällen ist die Gabe von $NaHCO_3$ im Rahmen der Reanimation nicht erforderlich.
Der intrazelluläre pH-Wert wird am sichersten aufrechterhalten durch adäquate Beatmung und zelluläre Oxigenation über einen suffizienten Kreislauf.
Sobald ein aerober Stoffwechsel wieder möglich ist, wird die intrazelluläre Laktatproduktion als Ursache der metabolischen Azidose gestoppt.

Empfehlungen zur Azidosepufferung

1. Azidosepufferung **nur,** wenn Kreislaufstillstand > 5 min oder CPR > 10 min Dauer.
2. Defibrillation, adäquate Ventilation und Adrenalin haben immer Vorrang vor $NaHCO_3$.
3. Dosis: 0,5–1 mmol/kg KG (Infusion markieren!).
4. Repetition: frühestens nach 10 min: 0,5 mmol/kg KG.
5. Säure-Basen-Status so früh wie möglich.
6. Verstärkte Ventilation während Infusion von $NaHCO_3$.

Kalzium: Kalzium ist früher in der Reanimation angewandt worden. In neueren Studien konnte jedoch eindeutig nachgewiesen werden, daß Kalzium *keine günstige Wirkung* bei Herz-Kreislauf-Stillstand besitzt.
Eine Reihe experimenteller und klinischer Studien geben sogar Hinweise dafür, daß die Anwendung von Kalzium in der Reanimation gefährlich sein und der Reanimationserfolg vermindert werden kann.

Gefahren der Kalziumapplikation

1. Zellzerstörung verschlimmert;
2. Myokardkontraktur ("stone heart"),
   v. a. bei Kombination von Kalzium und Digitalis;
3. irreversibles Flimmern;
4. zerebrale Hypoperfusionsphase ausgeprägter.

Die Kalziumüberladung gilt als anerkanntes pathogenetisches Prinzip bei der Entstehung hypoxischer und ischämischer Zellschäden des Myokards.
Wahrscheinlich spielt Kalzium auch eine Schlüsselrolle bei der Entwicklung postischämischer zerebraler Schäden.
Nach den neuen Empfehlungen der American Heart Association soll Kalzium im Rahmen der Reanimation *nicht mehr angewandt werden.*

Ausnahmen hiervon sind:

– Hypokalzämie,
– Hyperkaliämie,
– Überdosierung von Kalziumantagonisten.

6.2.2 Phase II: Verbesserung und Stabilisierung der Herz-Kreislauf-Funktion

Sympathomimetika: Zur Aufrechterhaltung und Verbesserung der Herz-Kreislauf-Funktion werden die Katecholamine Dopamin und Dobutamin eingesetzt.
Dopamin ist v. a. dann indiziert, wenn nach erfolgreicher Reanimation ein manifester Schock mit hypotonen Blutdruckwerten (systolisch < 90 mm Hg) vorliegt.
Liegt der Blutdruck über 90 mm Hg systolisch, empfiehlt sich die *Kombination von Dopamin mit Dobutamin* (Abb. 69).

Abb. 69. Stufentherapie bei Schock und Herzinsuffizienz. Bei manifestem Schock zunächst Gabe von Dopamin, bei ansteigendem Aortendruck Zugabe von Dobutamin. Bei stabilen Druckwerten Zugabe von Vasodilatanzien, Reduzierung von Dopamin, evtl. weitere Dopamingabe in niedriger Dosierung (1–3 µg/kg·min). Bei fortbestehender Herzinsuffizienz zusätzlich Diuretika

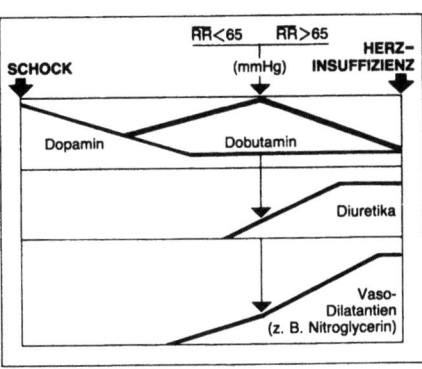

Dies gilt v. a. bei kardialen Ursachen eines Herz-Kreislauf-Stillstands.

Der positiv inotrope Effekt des Dobutamin wird dabei günstig kombiniert mit der spezifisch renalen Wirkung des Dopamin. Für die Kombinationstherapie wird Dopamin niedrig dosiert (1–3 µg/kg·min, „Nierendosis") und die Dosierung von Dobutamin den hämodynamischen Erfordernissen angepaßt (3–20 µg/kg·min).

Noradrenalin: Bei systolischem Blutdruck unter 70 mmHg kann Noradrenalin (Dosierung 0,5–30 µg/kgKG/min) i.v. angewandt werden, bis der systolische Blutdruck auf Werte im Bereich zwischen 70 und 100 mmHg ansteigt. Die Applikation von Noradrenalin ist meistens nur für einige Stunden erforderlich.

Digitalis: *Digitalis ist keine Substanz für die medikamentöse Therapie bei der Reanimation.*

Auch in der Erholungsphase nach Wiedereinsetzen der spontanen Zirkulation ist die positive Wirkung von Digitalisglykosiden nicht erwiesen.

Die therapeutische Breite der Digitalispräparate ist gering. Bei bestehender Digitalistherapie können Arrhythmien induziert oder verstärkt werden.

Der Wirkungseintritt im Notfall ist zu langsam und der positive inotrope Effekt dem der Katecholamine deutlich unterlegen.

Antiarrhythmika

Lidocain: Licocain wird neben Ajmalin bei ventrikulären Tachykardien eingesetzt.

Auch bei Kammerflimmern und Kammerflattern kann Lidocain versucht werden, wenn eine Defibrillation nicht möglich ist oder Kammerflimmern trotz mehrfacher Defibrillation und Gabe von Adrenalin fortbesteht.

Dosierung: 1 mg/kg KG.
Nach erfolgter Reanimation wird ein therapeutischer Spiegel von Lidocain durch Infusion von 2–4 mg/min aufrechterhalten.
Die Applikation von Lidocain bei vermehrten ventrikulären Extrasystolen und nach erfolgreicher Defibrillation wird nicht routinemäßig empfohlen.
Bei Verdacht auf akuten Myokardinfarkt wird die prophylaktische Gabe von Lidocain zur Verhinderung von Kammerflimmern **nur** noch befürwortet, wenn ein längerer Transport **ohne** ausreichende Überwachungs- und Therapiemöglichkeiten bevorsteht.

Hinweise zur Therapie mit Lidocain

1. Voraussetzung:
   Herzfrequenz 60–110/min,
   kein sinuaurikulärer oder atrioventrikulärer Block.
2. Dosis:
   100 mg/70 kg als Bolus langsam intravenös;
   danach Infusion 2–4 mg/70 kg·min.
3. Dosisreduzierung bei
   Herzinsuffizienz,
   Schock,
   Lebererkrankungen.
4. Applikationswege:
   intravenös, alternativ intratracheal möglich (Bolus).

Unerwünschte Wirkungen von Lidocain: Wiederholte Bolusinjektionen in kurzen Abständen (insgesamt mehr als 300 mg) erzeugen während des Minimalkreislaufs bei Reanimation rasch toxische Spiegel. Dadurch treten eine periphere Vasodilatation und eine Erhöhung der Defibrillationsschwelle auf, auch zerebrale Nebenwirkungen sind möglich.

Als weitere Antiarrhythmika sind im Notfall Ajmalin und Propafenon zu empfehlen.
Propafenon ist sowohl bei ventrikulären als auch bei supraventrikulären Arrhythmien wirksam, auch bei WPW-Syndrom.
Dosierung: 0,5–1 mg/kg KG. Ajmalin ist auch beim akuten Infarkt wirksam. Bei Kammertachykardien ist Ajmalin dem Lidocain überlegen.

Atropin: Atropin ist indiziert bei hämodynamisch wirksamer Sinusbradykardie.

Bei Asystolie ist die Wirkung von Atropin zu unsicher und deshalb Adrenalin vorzuziehen.
Dosierung: 0,5 mg i.v.
Repetition alle 5 min möglich, bis zu einer Gesamtdosis von 2 mg.

Beachte: Zu niedrige Dosierung von Atropin kann die vagale Stimulation verstärken anstatt abschwächen.
Bei akutem Myokardinfarkt ist bei der Anwendung von Atropin Zurückhaltung geboten, da die Steigerung der Herzfrequenz die Ischämie verstärken und das Infarktareal vergrößern kann. Dennoch ist Atropin auch bei Bradykardien beim akuten Infarkt Mittel der ersten Wahl.

Beachte: Nach Parasympathikolyse durch Atropin kann es zu einer verstärkten Sympathikuswirkung kommen, wodurch ventrikuläre Tachykardien begünstigt werden können. Patienten, die Atropin erhalten, sollten also anschließend überwacht werden.

6.2.3 Phase III: *Pharmakologische Protektion der vitalen Organe vor weiterer hypoxisch-anoxischer Schädigung*

In der Erholungsphase nach erfolgreicher Reanimation können zusätzliche Schäden entstehen, die den primären Reanimationserfolg zunichte machen können.
Es müssen deshalb Maßnahmen zur „Protektion" der vitalen Organe (v. a. Herz und Gehirn) vor zunehmender ischämischer oder hypoxischer Schädigung nach Reanimation in die therapeutischen Überlegungen miteinbezogen werden.

Herz: Bei Herz-Kreislauf-Stillstand aufgrund eines akuten Myokardinfarkts spielen nach erfolgreicher Reanimation Medikamente zur „Infarktbegrenzung" eine zunehmende Rolle. Die routinemäßige Anwendung von β-Blockern, Nitroglyzerin und Kalziumantagonisten kann derzeit jedoch noch nicht empfohlen werden.
Eine thrombolytische Therapie sollte durchgeführt werden, wenn dies innerhalb von 6 h nach Einsetzen des Schmerzereignisses möglich ist.
Folgende Voraussetzungen müssen gegeben sein:
- thorakaler Schmerz, der zu akutem Myokardinfarkt paßt,
- mindestens 0,1 mV ST-Segmenterhöhung in mindestens 2 zusammengehörenden thorakalen EKG-Ableitungen.

Gehirn: Zur Verhinderung bzw. Minderung zerebraler Schäden nach Reanimation sind eine Reihe von Maßnahmen und Pharmaka untersucht worden. Die hohen Erwartungen konnten in der klinischen Praxis jedoch nur teilweise erfüllt werden.
Osmotherapie vermindert zwar experimentell ein zytotoxisches Hirnödem, die klinischen Erfahrungen sind für eine Empfehlung jedoch zu gering.

74 Pharmakotherapie

Die früher empfohlene *Barbiturattherapie* verbessert die postischämische zerebrale Funktion nicht eindeutig.

Eine positive Wirkung von *Kortikosteroiden* ist bisher klinisch nicht nachgewiesen worden, nach tierexperimentellen Studien beim vasogenen Hirnödem aber wahrscheinlich.

Steroide werden deshalb für diese Anwendung teilweise empfohlen, zumal die Nebenwirkungen gering sind.

Kalziumantagonisten sind in den letzten Jahren zur Anwendung bei Reanimation aufgrund ihrer bekannten myokardialen und vaskulären Wirkung sowie der nachgewiesenen Abschwächung der zellulären Kalziumakkumulation nach Hypoxie und Ischämie experimentell untersucht worden.

Im Experiment waren Kalziumantagonisten tatsächlich in der Lage, die zerebrale Hypoperfusion nach wiederhergestellter Kreislauffunktion fast vollständig zu vermeiden und die neurologische Erholung zu verbessern.

Erste klinische Untersuchungen mit Kalziumantagonisten ergaben jedoch kein eindeutiges Ergebnis hinsichtlich des Reanimationserfolgs.

Weitere experimentelle und klinische Studien sind noch nicht abgeschlossen.

Zusammengefaßt gilt nach dem derzeitigen Wissensstand folgendes:

Zerebrale Reanimation

1. *Anhebung des Blutdrucks* in der Reperfusionsphase (Vermeidung des No-Reflow-Phänomens)
2. *Osmotherapie* vermindert zytotoxisches Hirnödem (experimentell)
3. *Steroide* beim vasogenen Hirnödem der Spätphase angezeigt
4. *Barbiturate* klinisch *nicht zerebroprotektiv*
5. *Kalziumantagonisten* in Erprobung

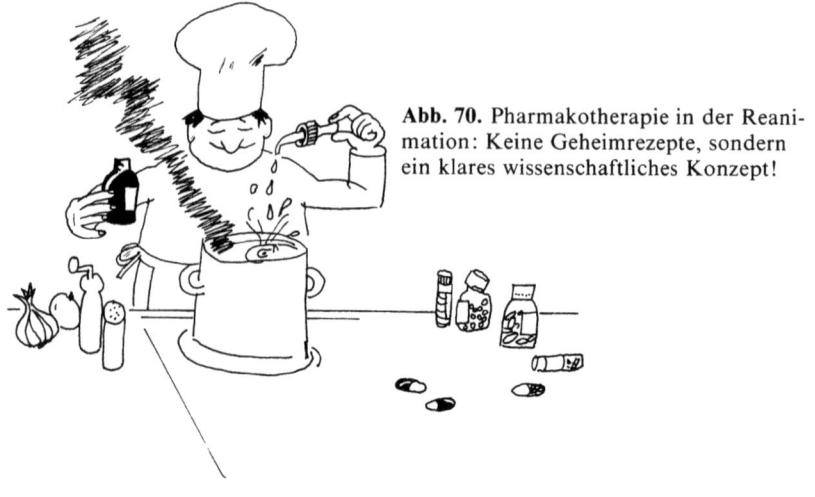

Abb. 70. Pharmakotherapie in der Reanimation: Keine Geheimrezepte, sondern ein klares wissenschaftliches Konzept!

7 EKG-Diagnostik und Elektrotherapie

7.1 EKG-Diagnostik

Möglichst bald nach Beginn der Basismaßnahmen sollte die EKG-Diagnose des Herz-Kreislauf-Stillstands gestellt werden (Abb. 71). Ableitungsfehler sind sorgfältig zu vermeiden (Abb. 72).
Die Ableitung eines EKG darf jedoch niemals die Durchführung der Basismaßnahmen verzögern.
Das Vorhandensein von Herzaktionen im EKG beweist nicht, daß ein suffizienter Kreislauf besteht.
Die EKG-Überwachung ist stets durch die Überprüfung des Pulses zu ergänzen.
Mögliche EKG-Befunde bei Herz-Kreislauf-Stillstand (Abb. 73):

- Kammerflimmern oder Kammerflattern,
- Asystolie,
- elektromechanische Dissoziation (Hyposystolie),
- ausgeprägte Bradykardie.

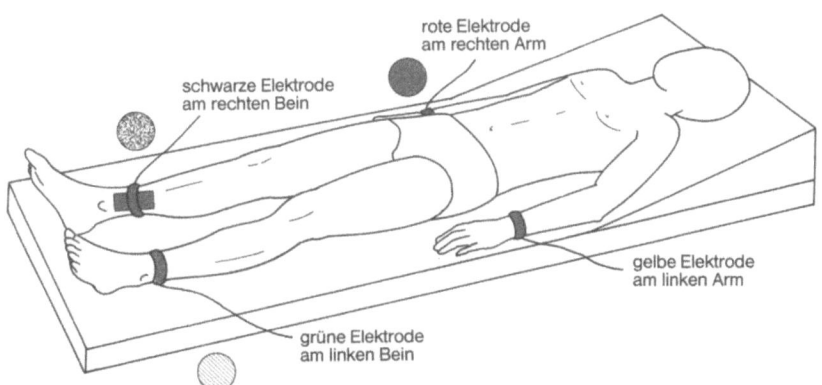

Abb. 71. EKG-Standardableitung

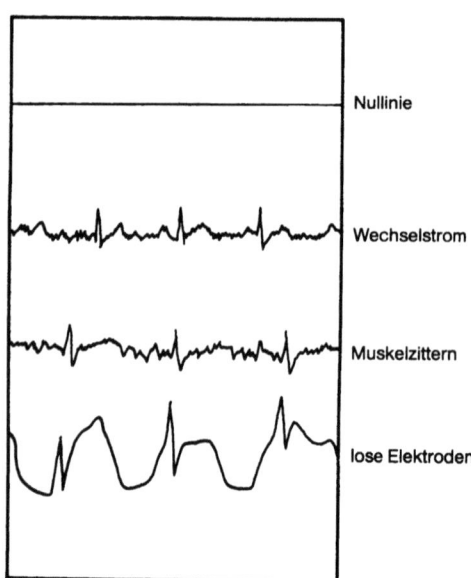

Abb. 72. Fehldeutungsmöglichkeiten des Monitor-EKG infolge von Abnahmefehlern; oben Nullinie durch zu niedrige Einstellung der Empfindlichkeit

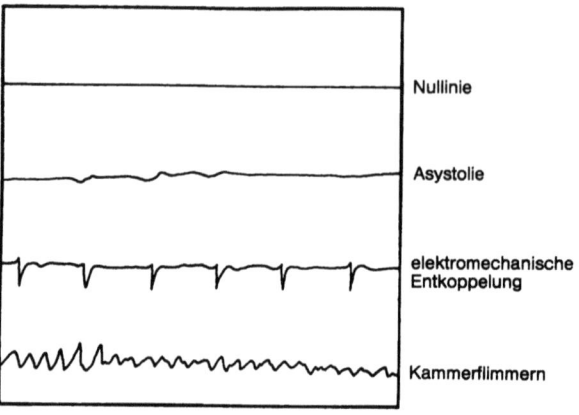

Abb. 73. EKG-Formen des Herz-Kreislauf-Stillstands

Kammerflimmern: Die häufigste EKG-Diagnose bei Herz-Kreislauf-Stillstand ist Kammerflimmern (> 75%).
Die elektrische Aktivität im EKG ist durch völlig unkoordinierte Wellen und Zacken gekennzeichnet.
Grobes Kammerflimmern geht nach einiger Zeit in feines Flimmern mit geringer Amplitude über, meist gefolgt von einer Nullinie.

Asystolie: Asystolie ist überwiegend der Endzustand eines länger bestehenden Kammerflimmerns oder einer elektromechanischen Dissoziation.
Im EKG ist die Asystolie als leicht wellenförmige Grundlinie erkennbar.
Achtung: Eine vollkommen gerade Grundlinie ist meist durch lose Elektroden verursacht.

Elektromechanische Dissoziation (Entkoppelung): Die elektromechanische Dissoziation (EMD) ist charakterisiert durch ein totales Pumpversagen des Herzens bei noch vorhandener elektrischer Herzaktion, die im EKG nachweisbar ist. Das EKG zeigt meist stark verbreiterte und deformierte Kammerkomplexe.
Die Ursache der EMD ist in der Regel eine schwere Schädigung des Myokards.
Es müssen jedoch eventuell behebbare extrakardiale Ursachen ausgeschlossen werden:

- Hypovolämie,
- Hypoxämie,
- Herzbeuteltamponade,
- rupturiertes Aortenaneurysma,
- massive Lungenembolie,
- Spannungspneumothorax,
- beidseitiger Pneumothorax,
- vorbestehende Azidose.

Bei Vorliegen einer dieser Ursachen ist deren Behebung die einzige realistische Chance für das Überleben.

7.2 Vorgehen nach dem EKG-Befund

Eine wirksame Durchführung der *Basismaßnahmen* ist Voraussetzung für den Erfolg aller weiteren Maßnahmen. Ist sie erfüllt, so richtet sich das weitere Vorgehen nach der EKG-Diagnose.

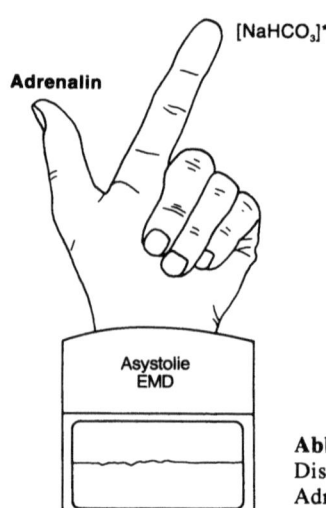

Abb. 74. Bei Asystolie und elektromechanischer Dissoziation wird nur ein Medikament benötigt: Adrenalin [+ ggf. $NaHCO_3$*, wenn CPR > 10 min Dauer]

Mechanische Therapie: Hierzu gehört der präkordiale Faustschlag. Nach kritischer Wertung der Literatur gilt unverändert die Empfehlung der AHA (1992): Faustschlag nur bei beobachteter (Monitor, EKG) Kammertachykardie, sofern diese nicht zulange besteht. Bei einem Herzstillstand außerhalb der Klinik sollte man auf den präkordialen Faustschlag verzichten. *Die sofortige Defibrillation ist in jedem Fall wirksamer* als der Faustschlag. Bei Kammerflimmern ist der Faustschlag ineffektiv.

Bei totalem AV-Block kann der – nicht sehr kräftige – präkordiale Faustschlag die Zeit bis zu einer wirksameren Therapie überbrücken (z. B. externe Stimulation, Atropin).

Zur Wiederherstellung der spontanen Pumpfunktion des Herzens wird in der Regel nur ein Medikament benötigt (Abb. 74):

- Adrenalin ist das Medikament der Wahl bei allen Formen des Herz-Kreislauf-Stillstands, sowohl bei Kammerflimmern und Kammerflattern als auch bei Asystolie und EMD, sofern die Defibrillation nicht wirksam war.
- Natriumbicarbonat sollte **nur** bei länger bestehendem Herz-Kreislauf-Stillstand oder bei einer länger dauernden Reanimation (nicht vor 10 min!) gegeben werden. Außerklinisch kann auch auf Natriumbicarbonat ganz verzichtet werden. In der Klinik sollte Natriumbicarbonat erst nach Bestimmung des Säuren-Basen-Haushalts gegeben werden.

Vorgehen nach dem EKG-Befund 79

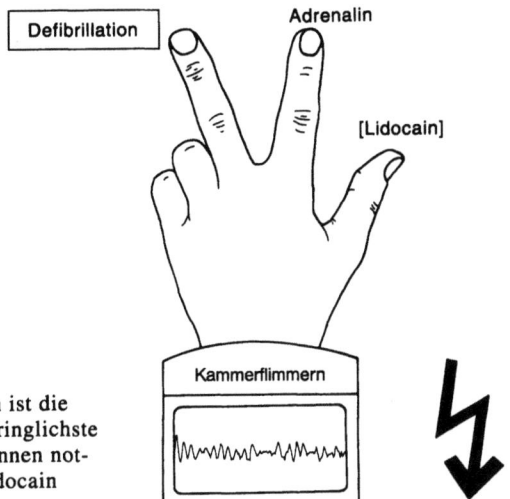

Abb. 75. Bei Kammerflimmern ist die elektrische Defibrillation die dringlichste Maßnahme. 2 Medikamente können notwendig sein: Adrenalin und Lidocain

Bei Kammerflattern und Kammerflimmern ist die elektrische Defibrillation immer die erste Maßnahme, sofern ein Difibrillator zur Verfügung steht. Zur Verhinderung eines Rezidivs nach Defibrillation kann Lidocain verabreicht werden. Bei erfolgreicher Defibrillation kann Lidocain zur Rezidivprophylaxe gegeben werden. Bei Kammertachykardien ist Ajmalin dem Lidocain überlegen.

Beachte:
- Nach jeder Defibrillation 5 s lange Kontrolle von Puls und EKG.
- Basismaßnahmen für Defibrillationsversuch und Gabe von Medikamenten nicht länger als 20 s unterbrechen.
- Ist die EKG-Diagnose bei Herz-Kreislauf-Stillstand nicht bekannt und besteht die Möglichkeit zur Defibrillation, sollte defibrilliert werden.

Vorgehen bei Kammerflimmern (s. Abb. 75)
1. Basismaßnahmen, bis Defibrillator verfügbar.
2. Erster Defibrillationsversuch mit 200 J.
3. Bei Erfolglosigkeit Defibrillation mit 200–300 J, dann 360 J.
4. Basismaßnahmen aufnehmen.
5. Nach ca. 2 min: Adrenalin 1 mg i. v., Wiederholung alle 3–5 min, oder Adrenalin 2–3 mg intrabronchial nach endotrachealer Intubation.
6. Defibrillation mit 360 J falls notwendig.
7. Lidocain 1 mg/kg KG i. v. oder intrabronchial, oder bei atypischen Kammertachykardien Magnesiumsulfat.
8. Nur bei länger (mehr als 10 min) dauerndem Herz-Kreislauf-Stillstand Natriumbicarbonat (50 mval), im Zweifelsfall auf Natriumbicarbonat verzichten.
9. Fortführen der Basismaßnahmen.

7.3 Elektrotherapie der Herzrhythmusstörungen

7.3.1 Defibrillation bei Kammerflimmern

Defibrillation bedeutet Verabreichung eines Stromstoßes durch den Brustkorb zur Beseitigung gefährlicher Arrhythmien.

Die frühzeitige Defibrillation ist bei tachykarden Rhythmusstörungen wie Kammerflimmern und Kammerflattern das wirksamste Verfahren zur Wiederherstellung eines normalen Rhythmus.

Der spontane oder medikamentös induzierte Übergang von Kammerflimmern in einen Rhythmus mit ausreichender Kreislauffunktion ist ohne Defibrillation beim Menschen extrem selten.

Die Defibrillation ist um so wirksamer, je früher sie nach Eintreten der ventrikulären Arrhythmie durchgeführt wird.

Kammerflimmern ist die häufigste Ursache des plötzlichen Herztods und des Herz-Kreislauf-Stillstands.

Die Applikation von elektrischem Strom auf das Myokardgewebe ist nicht ohne Risiko. Es besteht ein Dilemma zwischen

1. der Notwendigkeit, genug elektrische Energie auf ausreichend Myokardgewebe zu applizieren, um erfolgreich zu defibrillieren, und
2. der Notwendigkeit, eine Überdosis von elektrischer Energie zu vermeiden, die weitere Schädigungen des Herzens bewirken kann.

Bei der synchronen Kardioversion wird ebenfalls ein Stromstoß zur Rhythmisierung des Herzens verabreicht, wobei der Stromstoß jedoch synchron zur R-Zacke im EKG abgegeben wird, so daß er nicht in die vulnerable Phase fällt.

Wirkungsmechanismus: Die elektrische Energie bei der Defibrillation bewirkt eine gleichzeitige Polarisation der Mehrzahl der Myokardfasern (die „Dipole" werden in einer Richtung ausgerichtet). Dem natürlichen Schrittmacher des Herzens (Sinusknoten) wird dadurch die Möglichkeit gegeben, wieder die Kontrolle zu übernehmen.

Voraussetzung für den Erfolg der Defibrillation ist, daß das Myokard ausreichend mit Sauerstoff versorgt ist.

Eine milde Azidose ist für den Defibrillationsanstieg wahrscheinlich ohne Bedeutung.

Allgemeine Empfehlungen

1. Ist bei Kammerflimmern ein Defibrillator vorhanden, sollte sofort defibrilliert werden.
Je früher, um so wirksamer ist die Defibrillation.
Ist der Patient noch bei Bewußtsein, so wartet man, bis er gerade eben bewußtlos ist. Bei liegendem venösem Zugang kann auch Diazepam (10–20 mg i. v.) gegeben werden.
2. Besteht ein Herz-Kreislauf-Stillstand von unbekannter Dauer und ist der EKG-Befund nicht bekannt, müssen zunächst die Basismaßnahmen der Reanimation durchgeführt werden.
3. *Energie:* Die 1. Defibrillation erfolgt mit 200 J, ein 2. Versuch mit 200–300 J. Bei unzureichendem Erfolg wird die 3. Defibrillation mit 360 J durchgeführt.
4. *EKG nach Defibrillation:* Nach Defibrillation kann im EKG persistierendes Kammerflimmern, Asystolie, alle Arten von Arrhythmien oder ein annähernd normales Bild auftreten. Das EKG sagt jedoch nichts aus über die Pumpfunktion des Herzens. Unabhängig vom EKG-Befund muß die Herzmassage so lange fortgesetzt werden, bis ein spontaner Puls der A. carotis der A. femoralis tastbar ist.

Besondere Hinweise für die Praxis

Blinde Defibrillation: Da heute die meisten Defibrillatoren über einen eingebauten EKG-Monitor verfügen, ist es nur noch selten notwendig, bei einem Patienten mit Herz-Kreislauf-Stillstand ohne EKG-Diagnose zu defibrillieren. Auch wenn Flimmern angenommen werden kann, soll blind defibrilliert werden, da bei Asystolie oder EMD die Defibrillation wahrscheinlich keinen Schaden anrichtet. Bei ventrikulärer Tachykardie besteht allerdings das geringe Risiko, daß Kammerflimmern ausgelöst wird.

Wägt man diese Risiken gegeneinander ab, so ergibt sich die Empfehlung bei unbekanntem Rhythmus einen blinden Defibrillationsversuch zu machen. Die möglichst frühe Defibrillation verbessert den Reanimationserfolg bei Patienten mit Kammerflimmern entscheidend.

Defibrillation bei Asystolie: Bei Asystolie im EKG empfiehlt die AHA als letzte Möglichkeit der Reanimation einen Defibrillationsversuch. Hinter einer Nullinie im EKG kann sich feines Kammerflimmern verbergen, das nach Änderung der Elektrodenlage sichtbar wird.

Defibrillation bei Herzschrittmacherträgern: Bei Patienten mit Herzschrittmachern werden die Elektroden mindestens 20 cm vom Aggregat entfernt aufgesetzt.

Nach Reanimation ist die Überprüfung des Schrittmachers in der Klinik notwendig.

Defibrillation bei Patienten mit implantiertem Kardioverter/Defibrillator (ICD): Grundsätzlich wird der Patient mit ICD so behandelt und defibrilliert wie ein Patient ohne ICD. Allerdings sollten die externen Defibrillationselektroden so plaziert werden, daß der Schock nicht durch die implantierten Flächenelektroden (meist s.c. über dem Herz) behindert wird. Die kardiopulmonale Reanimation wird wie üblich ohne Berücksichtigung des ICD durchgeführt.

Defibrillation im Regen: Zwischen den beiden Elektroden muß die Brust sorgfältig trockengerieben werden. Durch Regenwasser zusammen mit Elektrodengel kann zwischen den Elektroden Strom fließen und ein Kurzschluß entstehen.

Hände und Griffe des Defibrillators sind so trocken wie möglich zu halten und Berührungen mit dem Patienten oder mit Teilen des Defibrillators zu vermeiden.

Defibrillation auf einer nassen, metallenen Unterlage: Es ist besonders zu beachten, daß die Elektroden nicht zu weit seitlich plaziert werden, damit sich Elektroden und metallene Unterlage nicht berühren.

Defibrillation im Hubschrauber oder im Flugzeug: In einem Flugzeug ohne Druckkabine gibt es nur bis zu einer bestimmten Höhe eine Garantie, daß das Gerät fehlerfrei funktioniert.

Ein Defibrillator kann sowohl im Hubschrauber als auch im Flugzeug unter Beachtung der üblichen Sicherheitsvorkehrungen benützt werden. Störungen der Funkeinrichtung des Flugzeugs und des Kardioskops können jedoch auftreten.

Defibrillation im OP: Wenn keine brennbaren Anästhetika im OP verwendet werden, sind keine speziellen Sicherheitsvorkehrungen notwendig.

Technische Hinweise

Plazierung der Defibrillationselektroden: Die Elektroden sind zur Defibrillation so zu plazieren, daß der Strom durch eine möglichst große Myokardmasse fließt.
Die Elektroden dürfen deshalb nicht zu nahe beieinander liegen.

Für die Defibrillation sind 2 Elektrodenpositionen möglich:

- Eine Elektrode wird rechts parasternal unterhalb der Klavikula, die andere über der Herzspitze im 5. ICR in der vorderen Axillarlinie aufgesetzt (Abb. 76).
- Für die anterior-posteriore Defibrillation wird eine Elektrode links präkordial und die 2. Elektrode am Rücken links paravertebral in Höhe des Herzens aufgesetzt.

Die Defibrillationselektroden sind manchmal gekennzeichnet nach der Stelle, auf der sie aufgesetzt werden sollen (z.B. Apex, Sternum).
In bezug auf den Erfolg der Defibrillation ist ein Vertauschen der Elektroden ohne Bedeutung. Wenn die Defibrillationselektroden zur Ableitung des EKGs verwendet werden, wird die R-Zacke bei Vertauschung negativ.

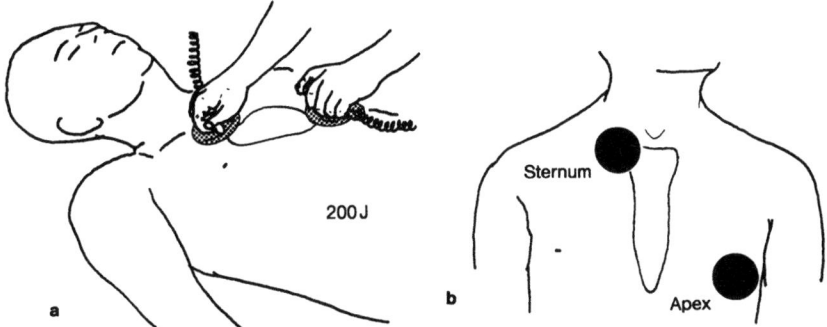

Abb. 76a, b. Plazierung der Defibrillationselektroden. a Defibrillationselektroden so anbringen, daß der Strom durch eine möglichst große Myokardmasse fließt; Stromstärke zunächst 200 J. b Elektrodenposition: eine Elektrode rechts parasternal unterhalb der Clavicula (Sternum), die andere über der Herzspitze im 5. JCR (Apex)

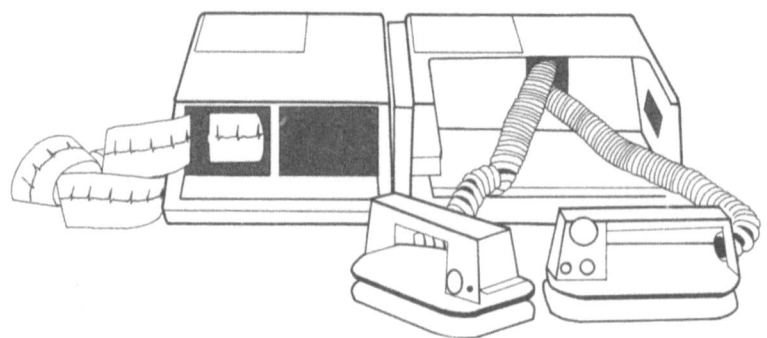

Abb. 77. Tragbarer Defibrillator mit EKG-Monitor und EKG-Schreiber in 2 trennbaren Einheiten

Werden die Elektroden nach der empfohlenen Bezeichnung angewandt, wird das EKG annähernd in Ableitung 2 aufgezeichnet.

Größere Elektroden: Sie vermindern die Stromdichte und damit den myokardialen Schaden. Es ist darauf zu achten, daß die gesamte Fläche der Elektroden der Thoraxwand anliegt, da sonst die hohe Dichte des abgegebenen Stroms nur an den Kontaktpunkten auftritt. Auch großflächige selbstklebende Elektroden können für die Defibrillation benutzt werden.

Verzögerte Defibrillation: Hypoxie und Azidose vermindern den Defibrillationserfolg.

Besondere Bedeutung besitzt der Zeitfaktor: je länger der Zeitabstand zwischen Einsetzen des Kammerflimmerns und der Defibrillation, um so geringer die Chance des Erfolges.

Wenn die Defibrillation nicht unmittelbar möglich ist, muß mit den mechanischen Basismaßnahmen der Wiederbelebung begonnen werden und diese bis zum Eintreffen eines geeigneten Defibrillators fortgesetzt werden.

Erforderliche Energiemenge: Eine außerklinische Studie hat ergeben, daß die Defibrillation mit 175 J ebenso erfolgreich ist wie mit 320 J. Die früher empfohlene Defibrillation mit hoher Energie kann eher Arrhythmien und myokardiale Schäden verursachen als die mit niedriger Energie. Deshalb wird bei der 1. Defibrillation mit 200 J begonnen, der 2. und 3. Versuch wird mit 200–300 J durchgeführt, danach Erhöhung auf 360 J.

Rasch hintereinander applizierte Stromstöße vermindern den transthorakalen Widerstand.

Tritt Kammerflimmern im Verlauf einer Reanimation wiederholt auf, sollte jeweils mit der Stromstärke defibrilliert werden, die vorher zum Erfolg führte. Entscheidend für den Defibrillationserfolg ist die Strommenge, die durch das Herz fließt, nicht die abgegebene Energie des Defibrillators. Gespeicherte und abgegebene Energie differieren, da im Defibrillator Energie verlorengeht. Ein weiterer Energieschwund entsteht durch den Widerstand an der Oberfläche der Defibrillationselektroden. Moderne Defibrillatoren messen die Impedanz des Thorax und stellen daraus automatisch die notwendige Energie bzw. die Stromstärke ein.

Faktoren für die Veränderung des transthorakalen Stromdurchflusses

1. Stromstärke,
2. Elektrodengröße,
3. Auflagefläche der Elektroden,
4. Zahl und Abstand vorheriger Defibrillationen,
5. Atemphase (In- oder Exspiration),
6. Abstand zwischen den Elektroden,
7. Anpreßdruck der Elektroden.

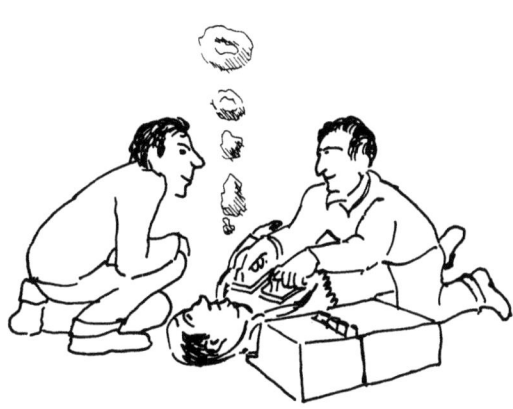

Abb. 78. Defibrillation. Kontakt der Elektroden mit Kleidung vermeiden

86 EKG-Diagnostik und Elektrotherapie

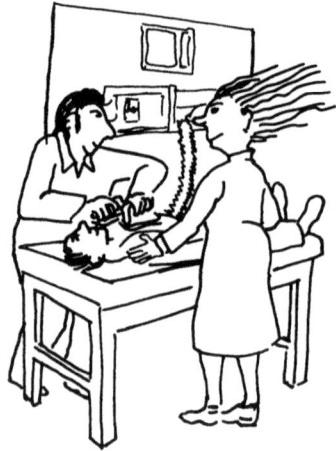

Abb. 79. Defibrillation ankündigen. „Vorsicht Defibrillation", Abstand vom Patienten

Der Widerstand der Haut und des Thorax kann durch Elektrodengel und Defibrillation während der Exspiration reduziert werden. Während Inspiration ist die Defibrillation deshalb ungünstig, weil der Abstand von der Elektrode zum Herz groß ist und sich dazwischen Luft befindet, die ein schlechter elektrischer Leiter ist.

Durchführung der Defibrillation (Zusammenfassung)

1. Elektrodengel auf die Elektroden auftragen oder mit Kochsalz getränkte Tupfer auf die Auflageflächen der Elektroden auf den Thorax legen.
2. Defibrillator einschalten.
3. Energiemenge wählen (200 J für den 1., 200–300 J für den 2. und 3. Defibrillationsversuch, 360 J für weitere Versuche).
4. Defibrillator aufladen.
5. Elektroden mit gesamter Fläche auf die entsprechenden Körperstellen (s. S. 83) aufdrücken.
6. Ankündigung: „Vorsicht Defibrillation, Abstand zum Patienten".
7. Knopf oder Knöpfe zur Entladung drücken.
8. Ergebnis der Defibrillation prüfen:
   – EKG beobachten,
   – Puls fühlen.

Medikamente und Defibrillation

Bei allen lebensbedrohlichen Rhythmusstörungen sollte stets als Erstmaßnahme die Indikation und Möglichkeit einer Defibrillation überprüft werden.

Antiarrhythmika erleichtern die Defibrillation nicht, Substanzen wie Lidocain, Propafenon und auch Amiodarone erschweren eher die Defibrillation, da sie die Defibrillationsschwelle erhöhen. Somit sollte keine Vorbehandlung mit Antiarrhythmika vor einer Defibrillation erfolgen.

Eine Vorbehandlung mit *Adrenalin* vor einer Defibrillation ist umstritten. Ungeklärt ist, ob Adrenalin die Defibrillationsschwelle senkt. Die Beeinflussung der Flimmeramplitude durch Adrenalin ist ebenfalls nicht gesichert. Die Flimmeramplitude ist ein Ausdruck der Zeit, mit zunehmender Dauer des Kammerflimmerns nimmt die Amplitude ab. Adrenalin stellt eine effektive Koronarzirkulation her, dies ist im Rahmen der Reanimation der entscheidende Effekt.

Eine Vorbehandlung vor Defibrillation mit *Natriumbicarbonat* ist ohne sichere Wirkung auf den Defibrillationserfolg und sollte außerklinisch nicht erfolgen, in der Klinik nur nach Vorliegen des Säure-Basen-Status.

Fazit: Eine medikamentöse Behandlung erleichtert die Defibrillation nicht, eher wird sie hierdurch erschwert.

Defibrillation durch ärztliches Hilfspersonal

In bestimmten Fällen kann eine Frühdefibrillation für qualifiziertes nichtärztliches Personal überlegt werden. In Frage kommen entsprechend geschulte Rettungssanitäter.

Voraussetzungen: Einsatz von halb- und vollautomatischen Defibrillatoren, ärztliche Koordination und Kontrolle des Frühdefibrillationsprogramms, qualifizierte Aus- und Weiterbildung des nichtärztlichen Personals, Qualifikationsnachweis, Vorgabe eines Behandlungsschemas, Analyse des eigenen Rettungssystems (Anzahl der Patienten mit Kammerflimmern, Zeitintervall vom Kollaps bis zum Beginn der Basismaßnahmen und Zeitintervall vom Beginn der Basismaßnahmen bis zum Eintreffen des Notarztes). Derzeit kann eine generelle Empfehlung der Frühdefibrillation durch nichtärztliches Personal nicht gegeben werden; diese sollte sich auf wenige Zentren beschränken. Aktuelle Weiterentwicklungen sind zu beachten.

Einsatz automatischer oder halbautomatischer Defibrillatoren

Der Einsatz automatischer oder halbautomatischer Defibrillationsgeräte ist v. a. dann sinnvoll, wenn weniger erfahrene Notärzte Dienst tun oder wenn nichtärztliches Personal für die Frühdefibrillation geschult und eingesetzt wird. Technische Daten und Ausstattung der auf dem Markt befindlichen Geräte sind annähernd vergleichbar. Wichtig sind die Herstellerangaben (mit Beleg) zur Frage der Sensitivität (korrekte Defibrillation bei entsprechenden Arrhythmien) und der Spezifität (keine Defibrillation bei nichttherapiewürdigem Rhythmus).

Medikamentöse Behandlung maligner Arrhythmien

Kammertachykardie: Patienten mit Kammertachykardien sollten möglichst rasch stationär eingewiesen werden. Kammertachykardien mit stabiler Hämodynamik können medikamentös behandelt werden, Mittel der ersten Wahl ist heute Ajmalin, welches dem Lidocain in dieser Indikation überlegen ist. Zu beachten ist, daß Ajmalin nicht selten zu einer QRS-Verbreiterung führt. Zur Frage des breiten Einsatzes von Ajmalin im präklinischen Bereich laufen derzeit Studien, deren Ergebnisse abzuwarten sind.

Tachykardie mit breitem Kammerkomplex: Bei manchen Tachykardien mit teilweise beeinträchtigter Hämodynamik kann im Notfall und außerhalb der Klinik nicht immer entschieden werden, ob es sich um eine Kammertachykardie oder eine supraventrikuläre Tachykardie mit Aberranz handelt. Hier ist Ajmalin dem Lidocain eindeutig überlegen, da Ajmalin auch bei supraventrikulären Arrhythmien wirksam ist, ferner bei Präexzitationssyndrom mit rascher Überleitung (z. B. bei Vorhofflimmern). Bei deutlich beeinträchtigtem Kreislauf ist die Defibrillation unverzüglich anzustreben.

Atypische Kammertachykardie: Diese Rhythmusstörung kann sowohl beim Syndrom der langen QT-Dauer auftreten als auch infolge einer antiarrhythmischen Therapie. Letzteres wird auch als Proarrhythmie oder Aggravation einer Rhythmusstörung bezeichnet. Hierbei wird oft eine deutliche Verlängerung der QT-Dauer beobachtet, es kann auch zum Bild der „Spitzenumkehrtachykardie" kommen, der Torsade de pointes. Mittel der Wahl ist hier Magnesiumsulfat (1–2 g oder 8–24 mval), weitere Behandlungsmöglichkeiten s. S. 89. Atypische Kammertachykardien sind oft sehr hartnäckig, häufige Kardioversionen sind nicht ungewöhnlich.

Kammerflattern: Diese Arrhythmie führt in der Regel rasch zu einer hämodynamischen Beeinträchtigung, so daß eine Kardioversion oder Defibrillation erfolgen sollte. In der Klinik kann eine Überstimulation versucht werden.

Kammerflimmern: Therapie der Wahl ist die rasche Defibrillation, der Ablauf ist unten dargestellt.

Therapieempfehlungen bei malignen ventrikulären Arrhythmien

Kammertachykardie mit stabiler Hämodynamik
– Ajmalin oder Lidocain
– Kardioversion oder Defibrillation
– in der Klinik auch Überstimulation

Kammertachykardie mit instabiler Hämodynamik
– Kardioversion/Defibrillation und medikamentöse Nachbehandlung

Atypische Kammertachykardie
– Magnesiumsulfat, ggf. Defibrillation

Tachykardie mit breitem Kammerkomplex
– Hämodynamik stabil: Ajmalin oder Propafenon
– Hämodynamik instabil: Kardioversion, Defibrillation, medikamentöse Nachbehandlung

Kammerflattern mit stabiler Hämodynamik
– Kardioversion, ggf. Überstimulation, evtl. Lidocain

▶ *Kammerflattern mit instabiler Hämodynamik, Kammerflimmern*
▶ – *Defibrillation als erste Maßnahme*, ggf. 2 Wiederholungen in kurzem Abstand,
– Herz-Lungen-Wiederbelebung (einschließlich Adrenalin)
– Weitere Medikamente: Lidocain, evtl. Ajmalin,
  Kaliumchlorid, evtl. β-Blocker,
  in der Klinik auch Amiodarone

7.3.2 Schrittmachertherapie bei bradykarden Rhythmusstörungen

Nach erfolgreicher Wiederherstellung eines regelmäßigen Rhythmus können weitere Arrhythmien auftreten.

Bei bradykarden Rhythmusstörungen, besonders beim AV-Block, ist eine elektrische Therapie der medikamentösen überlegen. Allerdings ist außerhalb der Klinik eine Therapie mit einem passageren Schrittmacher nur begrenzt möglich und setzt spezielle Erfahrungen und Kenntnisse voraus.

Für die Reizung des Myokards stehen theoretisch 4 Möglichkeiten zur Verfügung:

1. Ballonsonde mit Elektroden,
2. Swan-Ganz-Katheter mit Elektroden,
3. transkutane Sonde,
4. transkutan-transthorakale Stimulation.

Ballonsonde: Nach Punktion einer zentralen Vene kann ein ballonbestückter Elektrodenkatheter („blind") in den rechten Ventrikel vorgeschoben werden. Der Katheter ist im Ventrikel, wenn er über 60 cm vorgeschoben wurde und eine effektive Stimulation erfolgt. Eine sichere Schrittmacherlage ist bei diesem Vorgehen nicht immer zu erreichen."

Swan-Ganz-Katheter: In der Klinik kann ein üblicher Swan-Ganz-Katheter eingeführt werden, der zusätzlich Elektroden aufweist. Der Katheter wird in der A. pulmonalis plaziert und die korrekte Lage durch Druckmessung oder Durchleuchtung überprüft. Eine Stimulation ist dann im Ventrikel und im Vorhof möglich.

Vorteil: Sequentielle Stimulation mit besseren hämodynamischen Effekten möglich.

Nachteil: Aufwendig, kostspielig, nicht immer ausreichend effektiv.

Transthorakale Sonde: Im Notfall kann über eine Hülse eine Sonde direkt in der Muskulatur des linken Ventrikel plaziert werden.

Vorgehen: Punktion im Bereich des Herzspitzenstoßes: Vorschieben der Elektrode, bis der Widerstand nachläßt: anschließend Rückzug. Die Sonde verhakt sich im Myokard. Anschließend externe Stimulation.

Nichtinvasive transkutane Stimulation des Herzens (externe Stimulation): Seit einiger Zeit stehen nichtinvasive, temporäre Herzschrittmacher zur Verfügung, die für die Praxis wesentliche Vorteile aufweisen.

Bei der nichtinvasiven transkutanen Schrittmacherstimulation wird der elektrische Impuls über 2 großflächige Klebeelektroden über die Thoraxwand auf das Herz weitergeleitet. Bei dieser Technik treten gewöhnlich keine schmerzhaften Hautnervenreizungen und Muskelkontraktionen auf. Die nichtinvasive transkutane Stimulation mit großen Elektroden stellt eine zuverlässige und einfach anwendbare Methode dar, die auch außerhalb der Klinik einsetzbar ist. Sie dient zur Überbrückung bis zur Versorgung mit einer endokardialen Schrittmacherelektrode.

Nach den bisherigen Berichten ist die nichtinvasive, transkutane Stimulation ebenso wirksam wie die endokardiale Stimulation.

Die rasche Anwendung der transkutanen elektrischen Stimulation kann bei Patienten mit Adams-Stokes-Attacken, zunehmender Herzblockierung und gleichzeitiger myokardialer Ischämie, Asystolie nach Defibrillation oder Bradykardie ohne tastbaren Puls das Überleben verbessern.

Dagegen ist die Technik der transkutanen Stimulation nicht sinnvoll bei Patienten mit einem länger bestehenden Herz-Kreislauf-Stillstand, deren Myokard hämodynamisch nicht mehr funktionstüchtig ist. Es gibt keine Befunde, die die routinemäßige externe Stimulation bei Asystolie rechtfertigen.

8 Reanimation von Säuglingen und Kindern[1]

8.1 Ursachen eines Herz-Kreislauf-Stillstands

Bei Säuglingen und Kindern ist ein Herz-Kreislauf-Stillstand häufig die Folge einer durch respiratorische Störungen verursachten länger andauernden Hypoxie.
Der Erfolg von Reanimationsmaßnahmen ist in solchen Fällen dementsprechend gering.
Der primär kardial ausgelöste Herz-Kreislauf-Stillstand ist im Säuglings- und Kindesalter selten.

Die häufigsten Notfälle, die eine Reanimation erforderlich machen, sind:

- Trauma (einschließlich Ertrinken, Verbrennung, Vergiftung),
- Fremdkörperaspiration,
- Rauchvergiftung,
- Syndrom des plötzlichen Kindstodes,
- Infektionen des Respirationstrakts (z. B. Kruppsyndrom, akute Epiglottitis),
- Sepsis, Meningitis.

Viele dieser Notfälle lassen sich durch Vorsichtsmaßnahmen vermeiden.
Bei der Unterrichtung von Reanimationsmaßnahmen sollte deshalb auch die Prävention eine Rolle spielen.

8.2 Besonderheiten der Basismaßnahmen

Atemwege freimachen: Bei Säuglingen wird der Kopf nicht überstreckt, sondern lediglich das Kinn angehoben.
Bei Kindern wird der Kopf leicht überstreckt.

---

[1] Für Kinder ab ca. 8 Jahren gelten die Maßnahmen für Erwachsene.

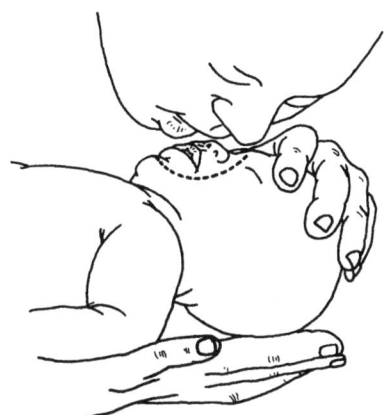

Abb. 80. Atemspende beim Säugling. Mund und Nase des Säuglings werden vom Mund des Beatmenden bedeckt

Beatmung: Bei Säuglingen ist eine Beatmung von Mund zu Mund *und* Nase durchzuführen. Dabei kann der Säugling auf einem Arm gehalten werden (Abb. 80).
Für Kinder wird die Mund-zu-Mund-Beatmung empfohlen.
Das Beatmungsvolumen ist von Alter und Gewicht des Kindes abhängig und ist dementsprechend geringer als beim Erwachsenen (beim Säugling nur „ein Mund voll").
Die Beatmung ist dann ausreichend, wenn der Thorax sich hebt und senkt.
Durch langsame Insufflation wird vermieden, daß der Magen überbläht wird.
Ist der Magen durch die Beatmung derartig aufgebläht, daß die Beatmung ineffektiv wird, soll der Magendruck entlastet werden. Hierzu wird das Kind auf eine Seite gedreht, wenn möglich in Kopftieflage gebracht und durch Druck auf das Abdomen die Luft abgelassen.

Beatmungsfrequenz
- Neugeborene: 40 Atemstöße/min,
- Säuglinge und Kleinkinder: 20–30 Atemstöße/min,
- Kinder: 15–20 Atemstöße/min.

Zirkulation: Da Säuglinge einen kurzen, dicken Hals haben, ist der Puls der A. carotis häufig sehr schwierig zu finden. Bei Säuglingen sollte deshalb zur Überprüfung der Kreislauffunktion nicht der Puls der A. carotis, sondern der *A. brachialis* getastet werden (Abb. 81).
Man findet ihn an der Innenseite des Oberarms zwischen Ellenbogen und Achselhöhle.

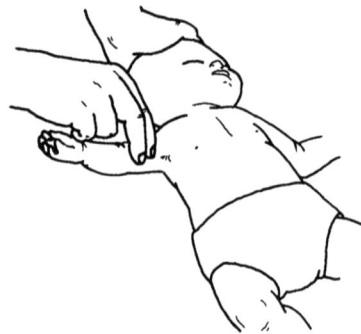

Abb. 81. Tasten des Brachialispulses beim Säugling

Herzdruckmassage: Im Kindesalter ist die direkte Herzkompression wahrscheinlich der wichtigste Mechanismus, der die Blutzirkulation bei externer Herzmassage in Gang hält.

Aufsuchen des Druckpunkts:
Beim Säugling: eine Fingerbreite unter der Verbindungslinie zwischen den Mamillen.
Die Kompression erfolgt mit 2 Fingern einer Hand (Abb. 82) oder mit beiden Daumen (den Thorax umfassend; Abb. 83).
Beim Kind: 1–2 Fingerbreiten oberhalb der Spitze des Schwertfortsatzes. Die Kompression erfolgt mit dem Ballen einer Hand.

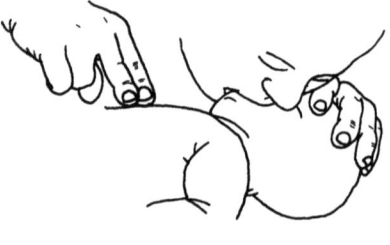

Abb. 82. CPR des Säuglings durch *einen* Helfer. Herzkompression mit 2 Fingern und Beatmung im Verhältnis 5:1

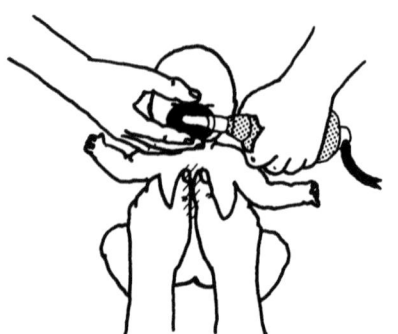

Abb. 83. Technik der externen Herzmassage mit Umfassen des Thorax. Für die Beatmung ist ein 2. Helfer erforderlich (am Kopfende stehend)

Nach neueren Erkenntnissen liegt das Herz bei Säuglingen und Kindern nicht, wie früher angenommen, höher im Thorax als beim Erwachsenen. Gegenüber früheren Empfehlungen liegt also der Druckpunkt tiefer.

Kompressionsfrequenz:
- Neugeborene: 120 Kompressionen/min,
- Säuglinge und Kleinkinder: >100 Kompressionen/min,
- Kinder: 80–100 Kompressionen/min.

Kompressionstiefe:
- Säuglinge: 1,5–2,5 cm,
- Kinder: 2,5–4 cm.

Koordination von Beatmung und Herzmassage: Bei Säuglingen ist das Verhältnis von Herzmassage zu Beatmung für die 1- und 2-Helfer-Methode gleich.
Herzkompression: Beatmung = 5:1
Nach 10 Zyklen ist eine Erfolgskontrolle durch Überprüfung der Kreislauffunktion durchzuführen (Puls tasten).

Pharmakotherapie: Bei der Reanimation von Säuglingen und Kindern werden Pharmaka seltener angewandt als bei Erwachsenen.
Da Herz-Kreislauf-Stillstände meist durch respiratorische Störungen verursacht sind, ist suffiziente Beatmung, möglichst mit Sauerstoff und Herzmassage, die wichtigste Maßnahme.

Sauerstoff: Da durch Mund-zu-Mund- oder Mund-zu-Nase-Beatmung bestenfalls 16–17% Sauerstoff mit einem maximalen Alveolardruck von 80 mmHg erreicht werden können, sollte bei HKST mit 100% angefeuchtetem Sauerstoff beatmet werden.
Sauerstoff ist in allen Fällen anzuwenden, bei denen eine Hypoxämie vermutet wird.
Dosierungsempfehlungen für Medikamente müssen die weite Spanne des Körpergewichts bei Kindern berücksichtigen.
Sie beruhen auf Erfahrungen und nicht auf wissenschaftlichen Untersuchungen und können deshalb nur als Anhaltspunkte dienen.
Für die endotracheale Applikation von Medikamenten werden 2- bis 10fach höhere Dosen als für die intravenöse empfohlen.

Adrenalin

1. Auch bei Säuglingen und Kindern Mittel der ersten Wahl.
2. Dosierung: 0,01–0,03 mg/kg KG beim Neugeborenen
   (0,01 mg = 0,1 ml der 1:10000 verdünnten Lösung);
   0,01 mg/kg KG beim Kind;
   Dosis alle 3–5 min wiederholen.
3. Intratracheale Applikation alternativ zur i.v.-Injektion:
   0,1–0,2 mg/kg KG verdünnt in Wasser oder NaCl (1:1000).
4. Mischung von Adrenalin und $NaHCO_3$ vermeiden.

Natriumbicarbonat: Bei Säuglingen und Kindern ist bei der Pufferung mit $NaHCO_3$ noch mehr Zurückhaltung geboten als beim Erwachsenen. Primär ist die suffiziente Beatmung des Patienten zur Azidosekorrektur zu betonen.

Die Infusion von $NaHCO_3$ sollte nur während Hyperventilation erfolgen, um das entstehende CO_2 zu eliminieren (s. S. 69).

Neben den Gefahren der durch exzessive Bicarbonatinfusion verursachten metabolischen Alkalose (s. S. 68) wurden bei Säuglingen intrazerebrale Hämorrhagien beschrieben, die auf die Applikation von $NaHCO_3$ zurückgeführt wurden.

Natriumbicarbonat

1. $NaHCO_3$ nach Adrenalin i.v. **nur** bei länger als 5 min bestehendem Herz-Kreislauf-Stillstand oder länger als 10 min andauernder Reanimation. Im Zweifelsfall weglassen!
2. Dosierung: 0,5–1 mmol/kg KG.
   Bei Säuglingen und Kleinkindern die Lösung mit Glukose 10% auf 0,5 mmol/kg KG oder niedriger verdünnen.
3. Säure-Basen-Status so früh wie möglich kontrollieren.
4. Gleichzeitig mit Infusion Hyperventilation.
5. Nicht mit Adrenalin in gleicher Infusion.

Atropin: Atropin wird in der Neugeborenenreanimation nicht empfohlen. Bei Säuglingen und Kindern für folgende Indikationen:
- Bradykardie mit hämodynamischen Auswirkungen (Hypotension, verminderte periphere Perfusion);
- vagal ausgelöste Bradykardie (z. B. während Intubation).

Bei Säuglingen jünger als 6 Monate ist das Herzminutenvolumen stark frequenzabhängig.

Atropin sollte bei diesen deshalb bereits bei einer Herzfrequenz von weniger als 80 Schlägen/min gegeben werden, auch wenn der Blutdruck normal ist.

Dosierung: 0,02 mg/kg KG
(Minimaldosis 0,1 mg, Maximaldosis 1 mg),
evtl. 1mal wiederholen.

Das früher bei der Reanimation angewandte *Orciprenalin* bzw. Isoprenalin kann aufgrund der peripheren vasodilatierenden Wirkung die koronare Perfusion senken.

Da Adrenalin diese Wirkung bei ausreichender Dosierung nicht aufweist, ist auch bei extremer Bradykardie Orciprenalin vorzuziehen. Die Dosierung von Adrenalin bei Bradykardie beträgt 0,01 mg/kg KG.

Kalzium wird auch in der Säuglings- und Kinderreanimation nicht weiter empfohlen (zur Begründung s. S. 70).

Für die Stabilisierungsphase nach Wiederherstellung der Kreislauffunktion gelten die gleichen Empfehlungen wie für das Erwachsenenalter.

8.3 Elektrotherapie der Herzrhythmusstörungen

Defibrillation: Kammertachykardie und Kamerflimmern sind in weniger als 10% der Fälle die Ursache eines Herz-Kreislauf-Stillstands bei Säuglingen und Kindern. Zugrunde liegen meist metabolische Störungen (Abweichungen von Kalzium, Kalium oder Glukose), Hyperthermie oder Einnahme von Medikamenten.

Die Defibrillation ist bei Säuglingen und Kindern nur dann durchzuführen, wenn Kammerflimmern im EKG nachgewiesen ist.

Elektrodendurchmesser:
- Säuglinge und Kleinkinder 4,5 cm;
- ältere Kinder 8 cm.

Energie:
- mit 2 J/kg KG beginnen;
- bei Mißerfolg 2mal mit gleicher Energie wiederholen, dann auf 4 J/kg KG erhöhen.

Ist die Defibrillation nach diesen Versuchen immer noch erfolglos, sollte das Hauptbestreben dahin gehen, die meist das Kammerflimmern verursachenden metabolischen Störungen zu beheben.

Kardioversion: Die Kardioversion wird angewandt, um supraventrikuläre oder ventrikuläre Tachykardien in einen Sinusrhythmus umzuwandeln, jedoch nur, wenn der Patient Symptome zeigt wie Minderperfusion, Hypotension oder Herzversagen.

Energie: 0,2–2 J/kg KG.

8.4 Fremdkörperaspiration

Fremdkörperaspiration ist bei Säuglingen und Kleinkindern ein häufiger Notfall.

Sie muß bei akuter Dyspnoe, begleitet von Husten oder Stridor vermutet werden.

Spezielle Maßnahmen, um die Atemwege freizumachen, sind angezeigt
- wenn Aspiration beobachtet worden oder stark anzunehmen ist;
- bei bewußtlosen Kindern mit Atemstillstand, bei denen die Atemwege trotz üblicher Maßnahmen nicht frei werden.

In diesen Fällen wird bei Kindern, die älter als 1 Jahr sind, der *Heimlich-Handgriff* empfohlen.

Bei Kindern, die jünger als 1 Jahr sind, soll der Heimlich-Handgriff nicht durchgeführt werden. Kinder dieser Altersgruppe werden an den Füßen hochgehoben oder mit dem Kopf nach unten über die Knie des Helfers gelegt (Abb. 84) Durch *Schläge zwischen die Schulterblätter* wird versucht, die Ausstoßung des Fremdkörpers herbeizuführen.

Die Technik der Schläge zwischen die Schulterblätter kann ergänzt werden durch langsame Thoraxkompressionen an der gleichen Stelle, an der die externe Herzmassage durchgeführt wird.

Der Säugling wird dazu auf den Rücken gedreht und in Kopftieflage auf den Oberschenkeln gelagert (Abb. 85).

Bei Erfolglosigkeit dieser Maßnahmen ist unverzüglich mit der CPR zu beginnen.

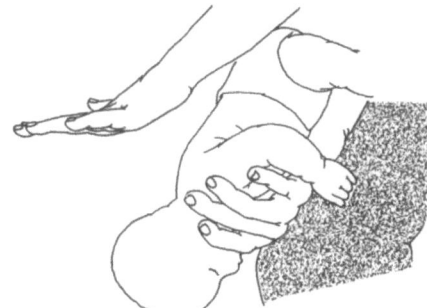

Abb. 84. Schläge auf den Rücken bei Fremdkörperaspiration

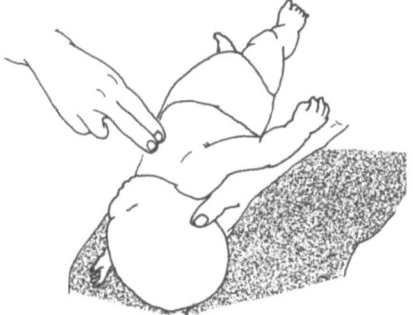

Abb. 85. Langsame Thoraxkompressionen wie bei externer Herzmassage zur Entfernung von Fremdkörpern aus den oberen Atemwegen

9 Spezielle Maßnahmen bei Neugeborenen

Durch die plötzliche Umstellung des Kreislaufs bei der Geburt sind Neugeborene besonderen Belastungen ausgesetzt.
Häufig werden spezifische Maßnahmen zur Stimulierung und Stabilisierung der Vitalfunktionen angewandt. Man unterscheidet dabei 4 Stufen:
1. Lagerung, Absaugen und Stimulation durch taktile Reize,
2. Beatmung,
3. Herzdruckmassage,
4. Medikamente.

Viele Neugeborene benötigen nur 1 oder 2 dieser Maßnahmen, und nur selten wird Herzdruckmassage durchgeführt oder werden Medikamente gegeben.
Die Beurteilung der Vitalfunktionen erfolgt nach dem Apgar-Schema (Abb. 86). Die Entscheidung, ob eine Reanimation erforderlich ist, läßt sich jedoch besser treffen, wenn nur Herzfrequenz, Atemfunktion und Hautfarbe zur Beurteilung herangezogen werden.
Besonders für asphyktische Neugeborene ist eine ausreichend hohe Umgebungstemperatur wichtig.
Alle Neugeborenen sollten unter einen Heizstrahler gebracht und schnell abgetrocknet werden, um Wärmeverluste zu vermeiden.

9.1 Lagerung

Neugeborene sollten bis zur Stabilisation der Vitalfunktion auf dem Rücken gelagert werden.
Dabei kann jedoch die Größe des Hinterkopfs eine so starke Vorwärtsbeugung des Nackens bewirken, daß die Trachea komprimiert wird (Abb. 87).
Dies kann vermieden werden, indem ein zusammengerolltes Tuch unter die Schultern geschoben und das Kinn angehoben wird. Dadurch wird der Kopf leicht nach hinten gebeugt, und die Atemwege werden frei (Abb. 88).

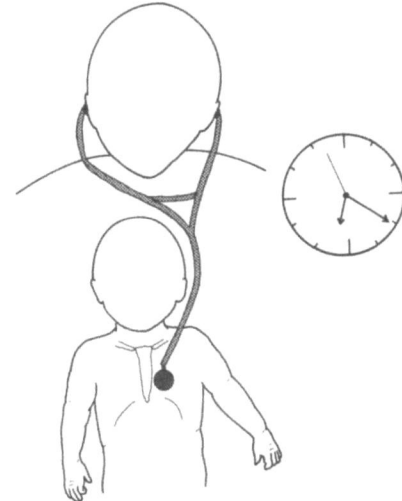

Abb. 86. Beurteilung der Vitalfunktionen des Neugeborenen 1, 5 und 10 min nach der Geburt (*APGAR*-Schema)

APGAR-Schema zur Beurteilung von Neugeborenen nach 1, 5 und 10 min

Kriterien	0	1	2
A = Aussehen Hautfarbe	Blaß oder blau	Stamm rosig, Extremitäten blau	Rosig
P = Puls oder Herzschlag	Keiner	Unter 100/min	Über 100/min
G = Grimassieren beim Absaugen	Keines	Verziehen des Gesichts	Schreien
A = Aktivität, Muskeltonus	Keine Bewegung, schlaff	Geringe Beugung der Extremitäten	Aktive Bewegung
R = Respiration	Keine	Unregelmäßig, langsam	Kräftiges Schreien

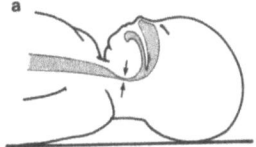 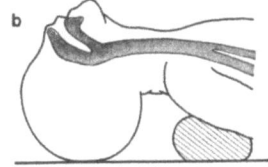

Abb. 87. a Kompression der Trachea bei Rückenlagerung des Neugeborenen. **b** Nach Anhebung der Schultern und leichter Überstreckung des Kopfes bleiben die Atemwege frei

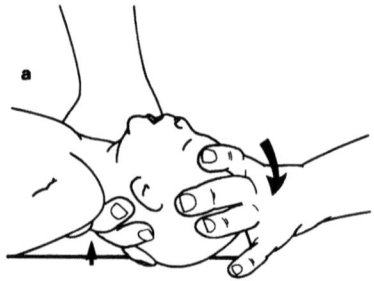
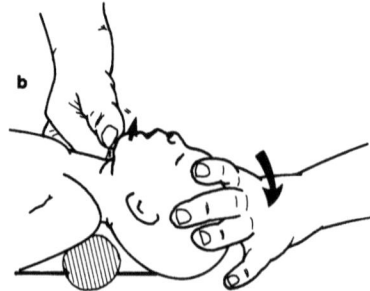
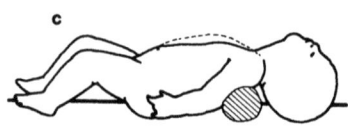

Abb. 88a–c. Freihalten der Atemwege beim Neugeborenen oder Säugling. **a** Anheben des Kopfes und leichtes Drehen des Kopfes nach hinten. **b** Zusammengerolltes Tuch wird unter die Schultern geschoben und Kinn angehoben. **c** Dadurch wird die Kompression der Trachea durch Weichteile des Halses vermieden

Auch bei der Technik der „thoraxumfassenden" externen Herzmassage werden die Schultern leicht angehoben.

Starke Überstreckung des Kopfes ist zu vermeiden, zur Freihaltung der Atemwege ist eine neutrale Position am besten.

9.2 Absaugen

Es sollte zuerst der Mund und dann die Nase abgesaugt werden (8- oder 10-Charr-Katheter[1], Druck nicht negativer als -100 mm Hg). Wegen der Gefahr der Auslösung einer Bradykardie sollte nicht länger als 10 s ohne Unterbechung abgesaugt werden (Abb. 89). Während des Absaugens ist auf die Herztöne zu achten. Zur Vermeidung vagaler Stimulationen sollte der Magen in den ersten Minuten nach der Geburt nur dann abgesaugt werden, wenn er durch Beatmung überbläht wurde.

Die Empfindlichkeit des Neugeborenen gegenüber vagaler Reizung nimmt bereits 5 min nach der Geburt erheblich ab.

---

[1] 1 Charr (Charrière) = ⅓ mm.

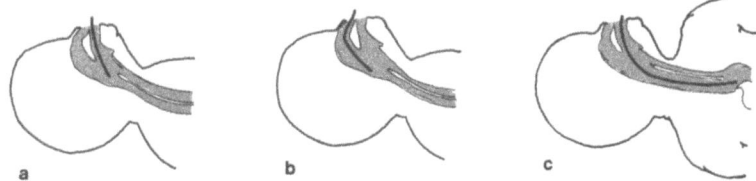

Abb. 89a–c. Absaugen des Neugeborenen. Zuerst wird der Mund (a), danach die Nase (b) abgesaugt. Die Sondierung des Ösophagus (c) erfolgt erst später, damit unnötige vagale Stimulationen vermieden werden

Mekoniumaspiration: Neugeborene, deren Amnionflüssigkeit Mekonium aufweist, sind sofort sorgfältig abzusaugen, um Aspiration des zähen Mekoniums bei den ersten Atemzügen zu vermeiden. Maskenbeatmung darf nicht durchgeführt werden, da dadurch das Mekonium in die Lungenperipherie gepreßt werden kann. Ist das Mekonium schon in die tieferen Atemwege gelangt, ist endotracheale Intubation zum Absaugen und zur Beatmung erforderlich.

9.3 Stimulation durch taktile Reize

Bei den meisten Neugeborenen genügen Abtrocknen und Absaugen als Reiz, um die Spontanatmung anzuregen.

Zwei sehr wirksame zusätzliche Methoden sind:

- Reiben der Fußsohlen,
- Klapse auf das Hinterteil.

Setzt danach die Spontanatmung nicht ein, ist Beatmung mit positivem Druck erforderlich.

9.4 Beatmung

Meist reicht die Beatmung mit Atembeutel und Maske aus. Indikationen zur Beatmung mit positivem Druck (20–40 cm H_2O) sind:

- Apnoe,
- Herzfrequenz weniger als 100 Schläge/min,
- Fortbestehen der Zyanose trotz Gabe von 100% Sauerstoff.

Nach suffizienter Beatmung über 15–30 s hängt der nächste Schritt von der Herzfrequenz ab:
- Herzfrequenz >100 Schläge/min: Beatmung beenden.
- Herzfrequenz 60–100 Schläge/min: Beatmung fortführen, Herzdruckmassage nicht erforderlich.
- Herzfrequenz ≤60 Schläge/min: Beatmung und Herzmassage koordiniert durchführen.

Indikation zur Intubation
- Zyanose länger als 90 s trotz Maskenbeatmung, oronasalem Absaugen und Erwärmung des Neugeborenen;
- Ausbleiben gut sichtbarer Thoraxexkursionen;
- Herzfrequenz unter 100 Schläge/min,
- Mekonium in den tieferen Atemwegen,
- längere Beatmung mit positivem Druck notwendig.

Tubusgrößen

Orale Intubation
Frühgeborene: 8–12 Charr (innerer Durchmesser 2,5 mm);
Neugeborene: 12–14 Charr (innerer Durchmesser 3 mm);
Kinder: Faustregel 18 Charr + Alter.

Kleineren Tubus immer bereithalten!

Nasale Intubation (zum Transport und zur Langzeitbeatmung)
Frühgeborene: Portex-Tubus 3 mm;
Neugeborene: Portex-Tubus 3,5 mm.

9.5 Herzdruckmassage

Bei Neugeborenen wird mit der Herzdruckmassage bereits begonnen, wenn die Herzfrequenz weniger als 60 Schläge/min beträgt oder wenn sie weniger als 80/min beträgt und trotz Beatmung mit 100% Sauerstoff nicht ansteigt.
  Für Thoraxkompression und Beatmung wird bei Neugeborenen ein Verhältnis von 3:1–5:1 empfohlen.
  Bisher fehlen Daten, die eine genauere Empfehlung zulassen.
  Die Herzkompression sollte immer koordiniert mit Beatmung mit positivem Druck erfolgen.
  Kompressionsfrequenz: >120/min.

9.6 Medikamente

Medikamente werden bei der Reanimation von Neugeborenen selten angewandt. Zur Anwendung kommen in einzelnen Fällen:

– Adrenalin
  Dosierung: 0,01–0,03 mg/kg KG i.v.; 0,1 mg/kg KG endotracheal.
– Natriumbicarbonat
  Für die Anwendung von Natriumbicarbonat spricht wenig, seine Nachteile scheinen den Nutzen zu überwiegen. Bicarbonat soll deshalb nur noch bei nachgewiesener schwerer Azidose angewendet werden.
  Dosierung: 0,5–1 mmol/kg KG. Die 8,4-%-Lösung wird 1:1 verdünnt.

Näheres zur Anwendung von Medikamenten s. S. 95 f.

Applikationswege
– Umbilikalvene (selten notwendig),
– endotracheal (Adrenalin, Atropin).

9.7 Volumensubstitution

Durch physiologische Besonderheiten im Flüssigkeitshaushalt sind Früh- und Neugeborene gegenüber Blut- und Volumenverlusten empfindlicher als Klein- und Schulkinder.

Bleibt bei Früh- und Neugeborenen das asphyktische Aussehen nach erfolgreicher kardiopulmonaler Reanimation (CPR) bestehen, so kann ein hypovolämischer Schock vorliegen. Daran ist besonders zu denken nach entsprechender Anamnese:

– Placenta praevia,
– vorzeitige Plazentalösung,
– fetofatale oder fetomaternale Transfusionen,
– Ruptur innerer Organe.

Zur intravasalen Volumensubstitution wird empfohlen:

– 20–50 ml Humanalbumin,
– 10 ml Humanalbumin 20% mit Zusatz von 10–40 ml Glukoselösung 10%.

10 Beginn und Beendigung von Reanimationsmaßnahmen

Die Entscheidung, ob und wie lange Reanimationsmaßnahmen durchgeführt werden sollen, ist häufig nicht einfach. Es sind dabei nicht nur medizinische, sondern auch ethische Gesichtspunkte von Bedeutung. Die folgenden Richtlinien sind allgemein anerkannt.

10.1 Beginn

Bei Notfällen außerhalb der Klinik ist in der Regel der genaue Zeitpunkt des Herz-Kreislauf-Stillstands nicht bekannt, und Informationen über die Ursache und eventuelle Grunderkrankungen des Patienten liegen meist nicht vor.

Deshalb ist mit den Basismaßnahmen unverzüglich zu beginnen und weitere Hilfe herbeizurufen.

Bei eindeutigen Todeszeichen (Totenstarre, Totenflecke) sind Reanimationsbemühungen sinnlos.

Hierbei ist jedoch auf die Ausnahmesituation bei niedriger Umgebungstemperatur ausdrücklich hinzuweisen.

Bei Patienten in der Klinik ist in der Regel bekannt, ob eine unheilbare Grunderkrankung im Terminalstadium vorliegt. Reanimationsmaßnahmen sollten in solchen Fällen nicht durchgeführt werden.

10.2 Beendigung

Die Entscheidung zum Abbruch von Reanimationsmaßnahmen ist möglichst von einem Arzt zu treffen.

Bevor Reanimationsmaßnahmen beendet werden, muß gesichert sein, daß nicht Komplikationen vorliegen, die behoben werden könnten:

- Herzbeuteltamponade,
- Spannungspneumothorax,
- Hypovolämie,
- Hypothermie.

Stellt sich eindeutig heraus, daß sich der Patient im Terminalstadium einer unheilbaren Erkrankung befindet, werden Reanimationsmaßnahmen in der Regel eingestellt.

Ansonsten sind Reanimationsmaßnahmen fortzuführen, bis Zeichen entweder des Herztodes oder des Hirntodes aufgetreten sind.

Bei Reanimationen außerhalb der Klinik ist der Abbruch der Reanimationsmaßnahmen nur bei Zeichen des Herztodes gerechtfertigt, da die Zeichen des Hirntodes während Reanimation und in den ersten Stunden nach Reanimation zu ungewiß sind.

10.2.1 Zeichen des Herztodes

Trotz korrekt durchgeführter Reanimation über 30 min zeigt das EKG:

- Zunehmendes Auftreten verwaschener und verbreiterter Kammerkomplexe ("weak actions") ohne tastbaren Puls;
- persistierendes Kammerflimmern mit Verlangsamung und Amplitudenverlust;
- fehlende elektrische Herzaktivität (Nullinie).

Ohne fortlaufende EKG-Überwachung kann nicht entschieden werden, ob eine kardiale Wiederbelebung noch möglich ist.

Solange die Möglichkeit eines Kammerflimmerns besteht, ist auch die Chance für eine erfolgreiche Reanimation gegeben.

Bei anderen EKG-Aktivitäten ohne tastbaren Puls (elektromechanische Entkoppelung) sind die Erfolgsaussichten sehr gering.

Wenn trotz korrekt durchgeführter mechanischer Basismaßnahmen, Pharmakotherapie und Elektrotherapie über 30 min Kammerflimmern zunehmend langsamer und die Amplitude geringer wird oder zunehmend verwaschene und verbreiterte Kammerkomplexe auftreten und schließlich keine elektrische Aktivität mehr nachweisbar ist, ist das Herz nicht mehr reanimierbar.

Die *Hypothermie* ist hierbei eine *wichtige Ausnahme*. Bei Hypothermie (z. B. bei Lawinen- oder Ertrinkungsopfern) kann auch bei Herz-Kreislauf-Stillstand von mehr als 30 min noch ein günstiger Reanimationserfolg erwartet werden. Die Reanimation darf hierbei erst dann eingestellt werden, wenn der Herzstillstand auch nach Erreichen einer Körpertemperatur von 35°C irreversibel bleibt.

10.2.2 Zeichen des Hirntodes

- Fehlende Schmerzreaktion,
- fehlende Spontanbewegungen,
- Atemstillstand,
- fehlende Reflexe,
- fixierte und dilatierte Pupillen ohne Lichtreaktion,
- schlaffer Muskeltonus,
- isoelektrisches EEG,
- Ausfall der zentralen Kreislaufregulation,
- Versagen der Temperaturregulation (mit langsamem Absinken der Körpertemperatur).

Merke:
- Das EEG allein beweist den Hirntod nicht (z. B. schwere Vergiftungen).
- Unter Therapie mit Katecholaminen (z. B. Adrenalin) ist die Pupillenweite als diagnostisches Kriterium nicht zu verwerten.

Die Zeichen des Hirntodes lassen erst 12–24 h nach Wiederherstellung des spontanen Kreislaufs prognostische Schlußfolgerungen zu.

Deshalb ist es nicht gerechtfertigt, die Reanimationsmaßnahmen allein aufgrund von neurologischen Kriterien abzubrechen.

11 Ursachen des Herz-Kreislauf-Stillstands

11.1 Pulmonale Ursachen

Respiratorische Ursachen für einen Herz-Kreislauf-Atem-Stillstand sind:
1. Verlegung der Atemwege (Atemwegobstruktion),
2. zentrale Atemdepression (Apnoe),
3. periphere Atemdepression (Atemlähmung).

Verlegung der Atemwege (Atemwegobstruktion)
Häufige Ursachen:
- Zurücksinken der Zunge (bei Bewußtlosen);
- Fremdkörper, Zahnprothesen;
- Erbrochenes, Blut, Schleim;
- Laryngospasmus, Bronchospasmus;
- Tubusballonhernie (Narkose);
- Glottisödem, Epiglotitis.

Eine komplette Atemwegverlegung verläuft ohne Geräusche und führt zu Ersticken, Atemstillstand und unbehandelt innerhalb von 5–10 min zum Herzstillstand.

Eine partielle Verlegung kann dagegen an Geräuschen festgestellt werden und führt, wenn entsprechend ausgeprägt, zu hypoxischer Hirnschädigung, sekundärem Atemstillstand und Herzstillstand.

Zentrale Atemdepression (Apnoe)
Häufige Ursachen:
- Anästhetika,
- Opioide,
- Sedativa und Hypnotika,
- schweres Schädel-Hirn-Trauma.

Die Auswirkungen entsprechen denen der Atemwegobstruktion.

Periphere Ateminsuffizienz (Atemlähmung)
Häufige Ursachen:
- Muskelrelaxanzien,
- schweres Thoraxtrauma,
- neurologische Erkrankungen.

11.2 Kardiale Ursachen

11.2.1 Plötzlicher Herztod

Der plötzliche Herztod wird definiert als „unerwarteter Herzstillstand ohne Symptome oder mit Symptomen von weniger als 1 h Dauer".
Er ist in über 75% der Fälle die Folge von Kammerflimmern, wobei nur in 40–50% der Fälle ein Infarkt auslösender Faktor ist.

Patienten mit folgenden kardialen Grunderkrankungen sind in erhöhtem Maße gefährdet, einen plötzlichen Herztod zu erleiden:

- koronare Herzkrankheit,
- Kardiomyopathie,
- Herzklappenfehler,
- entzündliche Herzerkrankungen,
- Herztumoren.

Bei diesen Personengruppen sollte intensiv nach folgenden Merkmalen gefahndet werden, die das Risiko weiter erhöhen:

- spontan auftretende ventrikuläre Tachykardien,
- häufige und komplexe ventrikuläre Extrasystolen: repetitive ventrikuläre Arrhythmien, Salven, anhaltende oder nichtanhaltende Kammertachykardien,
- Funktionsstörung des linken Ventrikels mit verminderter Auswurffraktion.

Bei diesen Patienten sind weiterführende diagnostische Maßnahmen indiziert wie Langzeit-EKG, elektrophysiologische Untersuchung, Analyse der Spätpotentiale und ggf. die Koronarangiographie.

11.2.2 Bradykarde Arrhythmien

Auch bradykarde Arrhythmien können einen plötzlichen Herztod verursachen:
- totaler AV-Block,
- Sinusbradykardie,
- Sinusknotenstillstand oder AV-Block mit ventrikulären Ersatzrhythmen um oder unter 30/min.

Maßnahmen:
- Atropin 0,5 - 1 mg i. v., (Wiederholung möglich),
- externe Stimulation,
- bei Herz-Kreislauf-Stillstand durch bradykarde Arrhythmien: Adrenalin 1 mg i. v.

Ipratropiumbromid kann versucht werden, ist aber nicht so wirksam wie Atropin. Orciprenalin ist obsolet, kann ggf. eingesetzt werden, wenn die oben genannten Substanzen nicht wirken und eine Schrittmachertherapie nicht verfügbar ist.

Merke: Nach Atropingabe treten gelegentlich Kammertachykardien auf, und die Entstehung von Kammerflimmern wird begünstigt, da durch Hemmung des Parasympathikus die sympathische Stimulation überwiegt. Deshalb nach Atropingabe möglichst EKG-Überwachung. Eine zu niedrig gewählte Dosis von Atropin kann die Bradykardie verstärken statt beseitigen.

In der Klinik wird bei bradykarden Arrhythmien nach Möglichkeit ein passagerer Schrittmacher gelegt.

11.2.3 Rhythmusstörungen ungeklärten Ursprungs

Eine zuverlässige Diagnose der Rhythmusstörung ist nur durch das EKG möglich. In vielen Fällen ist bei einem Herz-Kreislauf-Stillstand nicht mehr zu entscheiden, ob eine bradykarde oder tachykarde Arrhythmie auslösend war.

Im Zweifelsfall wird defibrilliert, da sich bei Herzstillstand aus einer Bradykardie heraus durch Defibrillation die Situation nicht verschlechtert und Kammerflimmern andererseits die häufigste Ursache des Herz-Kreislauf-Stillstands darstellt.

11.2.4 Akuter Myokardinfarkt

Eine Reanimation beim akuten Infarkt kann notwendig werden durch
- elektrische Komplikationen, speziell maligne ventrikuläre Arrhythmien (s. S. 88) sowie durch
- mechanische Komplikationen (akute Herzinsuffizienz, kardiogener Schock).

Arrhythmieprophylaxe: Die Empfehlungen zu einer medikamentösen Arrhythmieprophylaxe beim akuten Herzinfarkt haben sich in den letzten Jahren deutlich gewandelt. Generell wird von einer Prophylaxe speziell mit Lidocain abgeraten. Bradykarde Arrhythmien bis hin zur Asystolie können nach Lidocaingabe auftreten. Weiterhin erschwert Lidocain eine ggf. notwendige Defibrillation.

Bei Patienten, die von einem Arzt oder Notarzt mit Defibrillator zum Krankenhaus gebracht werden, ist eine Prophylaxe nicht erforderlich. Auf der Intensivstation wird man ebenfalls zuwarten.

Unabhängig davon ist die Therapie eingetretener ventrikulärer Arrhythmien zu werten, wobei in üblicher Weise behandelt werden sollte (S. 88 ff.). Zu beachten ist, daß Reperfusionsarrhythmien im Rahmen einer Thrombolyse sehr zurückhaltend behandelt werden, da sie meist spontan sistieren.

Erstmaßnahmen beim akuten Herzinfarkt: Die präklinischen Erstmaßnahmen unfassen
- peripheren venösen Zugang schaffen,
- Analgesie: Morphin, Tilidin oder Buprenorphin,
- Sedierung: niedrig dosiert Diazepam (z. B. 5 mg),
- Nitrate: unter Beachtung des Blutdrucks als Kapsel oder Spray.

Behandlung der akuten Herzinsuffizienz und des kardiogenen Schocks

Lagerung: Oberkörper hoch, Beine tief,

Sauerstoff (2 l/min).

Medikamentöse Erstmaßnahmen:
- Nitroglyzerin (Spray, Kapsel), Voraussetzung: RR > 90 mm Hg systolisch;
- Furosemid (40–80 mg i. v.), ggf. Wiederholung;
- Analgetika (Morphin 5–10 mg i. v.) oder Sedativa (Diazepam 5–10 mg i. v.) nur, falls unbedingt notwendig.

Bei Blutdruckabfall oder niedrigem Blutdruck:
- Sympathikomimetika, primär Dobutamin.

Beim Schock:
- Dopamin (s. Abb. 69).

Bei akuter Herzinsuffizienz mit Lungenödem kann die Intubation und Beatmung (mit PEEP) notwendig werden.
Phosphodiesterasehemmer nur in der Klinik.

Keine i. m.-Injektionen!
Die präklinische Gabe sonstiger Medikamente (Heparin, Aspirin, β-Rezeptorenblocker) ist derzeit nicht indiziert und bleibt der Klinik vorbehalten.

Therapie der Komplikationen beim akuten Infarkt:
- *Arrhythmien*
  maligne ventrikuläre Arrhythmien (Tabelle S. 80): Lidocain, Ajmalin, Defibrillation, Bradykarde Arrhythmien: Atropin, externe Stimulation;
- Herzinsuffizienz, Schock: s. S. 112;
- Herz-Kreislauf-Stillstand: Reanimation.

Präklinische Thrombolyse: Die präklinische Thrombolyse beim akuten Myokardinfarkt wird derzeit von einigen Autoren empfohlen, aber noch nicht generell als indiziert angesehen. Mehrere Studien haben die Möglichkeit hierzu aufgezeigt, es kommt nicht zu mehr Komplikationen als in der Klinik, der Zeitgewinn ist teilweise erheblich (zwischen 30 und 70 min). Dennoch haben die bisherigen Studien keine verbesserte Überlebensrate ergeben.

Präklinische Thrombolyse setzt voraus:
- geschultes Team mit erfahrenem Arzt (der Arzt sollte ausreichende Kenntnisse im EKG und in der Therapie mit Thrombolytika besitzen);
- Diagnose des Infarktes aus 12-Kanal-EKG (ist mit der Mehrzahl der EKG-Geräte auf dem NAW möglich);
- keine Kontraindikationen (s. unten);
- längerer Transportweg.

Bei raschem Transport (unter 10–15 min) in die nächste Klinik kann in der Regel die Thrombolyse in der Klinik erfolgen. Allerdings kommt es auch heute noch in manchen Kliniken zu erheblichen Verzögerungen beim Beginn der Thrombolyse durch unzureichende Organisation. Die Thrombolyse sollte in der Klinik innerhalb von 10–15 min beginnen.

Von den thrombolytisch wirksamen Substanzen ist für die präklinische Lyse APSAC (Eminase) am einfachsten einzusetzen (5 min i.v.), alle anderen Substanzen erfordern ein Infusionsgerät (Perfusor).

Auswahlkriterien für eine Thrombolyse:
- typischer Infarktschmerz von mehr als 30 min Dauer, nicht jedoch länger als 6 h,
- typische EKG-Veränderungen (monophasische ST-Hebung um 1–2 mm in mindestens 2 Ableitungen),
- Fehlen von Kontraindikationen,
- Zustimmung des Patienten (sofern möglich).

Thrombolyse nach Reanimation: Verschiedene Studien haben in den letzten Jahren gezeigt, daß auch nach erfolgreicher Reanimation eine Thrombolyse mit zumutbarem Risiko durchgeführt werden kann. Die Indikation ist jedoch im Einzelfall sorgfältig abzuwägen. Eine kurzdauernde Reanimation (1–2 min) ohne wahrscheinliche Frakturen, ein ausgedehnter Vorderwandinfarkt, ein jüngeres Alter sind Punkte für eine großzügige Indikation.

Kontraindikationen für die Thrombolyse

Allgemein:
- Schwangerschaft,
- manifeste Blutung,
- hämorrhagische Diathese,
- fortgeschrittenes Malignom,
- Sepsis,
- diabetische Retinopathie,
- zerebrovaskulärer Insult innerhalb der letzten Monate,
- kavernöse bzw. floride Tuberkulose,

Kardiovaskulär:
- bakterielle Endokarditis,
- Aortenaneurysma oder intrakranielle Aneurysmen,
- schwere, therapierefraktäre Hypertonie,

Gastronintestinal:
- aktive Ulzera im Magen oder Duodenum,
- Ösophagusvarizen,
- akute Pankreatitis,
- (evtl. Nierensteine),

Eingriffe:
- Operation in den letzten 10 Tagen,
- neurochirurgische Operation in den letzten 8 Wochen,
- Punktion an Stellen, die nicht komprimiert werden können oder an den parenchymatösen Organen in den letzten 10–14 Tagen,
- Für APSAC und Streptokinase: vorausgegangene Therapie mit diesen Substanzen in den letzten 6 Monaten.

Merke: Alter ist keine Kontraindikation!!

Streptokinasetherapie

- Periphervenöser Zugang.
- Blutentnahme (Gerinnungswerte, herzspezifische Enzyme).
- 1,5 Mio. I.E. Streptokinase in 60 min.
- Anschließend Heparin i.v. entsprechend den PTT-Werten (ca. 1000 I.E./h oder 10–12 I.E./h/kg KG).

Während der Lysetherapie und in den ersten 24 h danach sind CK und CK-MB möglichst 6stündlich abzunehmen (Analysen jeweils am Morgen), die PTT ist vor und nach Lyse und anschließend 12stündlich zu bestimmen.

APSAC-Behandlung (Eminase)

1 Flasche = 30 I.E. Lösung in 5 ml H_2O oder isotoner Kochsalzlösung lösen und innerhalb von 30 min verwenden.

Vorgehen: – 30 I.E. APSAC innerhalb von 5 min i.v.,
– nach ca. 4–6 h Beginn mit Heparin je nach PTT (s. oben).

Nebenwirkungen von Streptokinase und APSAC

Bradykardie: Atropin oder Itrop.

Blutdruckabfall: Katecholamine oder vorsichtig Volumenersatz, Ausschluß einer Blutung.

Dosisreduzierung (auf ca. $1/3$) bei Druckgefühl, Übelkeit oder Erbrechen sowie kolikartigen Beschwerden.

Nach Abklingen der Beschwerden kann nach 5 min evtl. ein erneuter Behandlungsversuch begonnen werden.

Allergische Reaktionen (Schüttelfrost, Urtikaria, evtl. Blutdruckabfall): Abbruch der Behandlung, Tavegil oder Fenistil und Tagamed i.v., **ggf.** Prednisolon 100 mg i.v.

Anaphylaktischer Schock: Behandlung in üblicher Weise.

Blutungen: innerhalb der ersten 2 h Versuch mit Aprotinin (Trasylol, 100 000 I.E.) und Fortsetzung der Therapie mit 100 000 I.E. über 3 h. Bei starken Blutungen evtl. PPSB oder ε-Aminocapronsäure.

Blutungen unter Heparin. Dosisreduzierung, evtl. Protaminchlorid.

(Blutungen unter Marcumar: Prothrombinkonzentrat, Konakion oral oder bei starken Blutungen PPSB.)

Indikatoren des Thrombolyseerfolgs

- Rascher Rückgang der Symptomatik.
- Auftreten von Reperfusionsarrhythmien.
- Rascher Anstieg von CK und CK-MB.
- Diskrepanz von CPK und EKG.
- Im EKG mehr Zeichen der Ischämie und weniger der Nekrose.

Weiteres Vorgehen:
- Koronarangiographie innerhalb 8–12 Tagen.
- Je stärker die Symptomatik, desto eher die Angiographie.
- Bis zur Angiographie wirksame Antikoagulanzientherapie oder Antiaggregation, bei APSAC kein Heparin.

Hochrisikopatienten

- Vorderwandinfarkt,
- feuchte Rasselgeräusche über $1/3$ der Lungenpartien,
- Blutdruckabfall (RR < 100 mm Hg und Frequenzanstieg > 100/min),
- Vorhofarrhythmien.

11.2.5 Akute Lungenembolie

Häufigste Ursachen

- Tiefe Bein- oder Beckenvenenthrombosen.

Anamnestische Hinweise

- Früher durchgemachte Lungenembolie,
- strenge Bettruhe über mehrere Tage,
- manifeste Herzinsuffizienz,
- tiefe Beinvenenthrombose,
- weibliches Geschlecht,
- orale Kontrazeptiva,
- vorausgegangene Operation (Gipsverbände).

Liegen einer oder mehrere dieser Faktoren vor, so muß bei einem akuten kardialen Notfall an eine Lungenembolie gedacht werden.

Symptome:
- Thoraxschmerzen,
- Dyspnoe,
- Husten,
- Angstgefühle.

Klinische Befunde:
- Tachypnoe,
- Tachykardie (Zeichen der respiratorischen Insuffizienz),
- Zyanose, Fieber.

Bei massiver oder fulminanter Lungenembolie:
- Schock,
- Hypoxämie (pO_2 <60–65 mm Hg),
- pulmonalarterieller Druck erhöht (>30 mm Hg),
- Herz-Kreislauf-Stillstand.

Hinweise: Die Zeichen der Rechtsherzbelastung hängen ab vom Ausmaß der Verlegung der Pulmonalarterie und sind im Notfall schwer festzustellen (z. B. gespaltener 2. Herzton mit Akzentuierung des pulmonalen Klappentons, lauter 4. Herzton, systolisches Strömungsgeräusch über der Pulmonalklappe).

Diagnostische Maßnahmen in der Klinik: Bei schwerstem Schock und Herz-Kreislauf-Stillstand ist zunächst die Notfalltherapie durchzuführen. Danach sind wie bei Verdacht auf massive Lungenembolie und instabiler Kreislaufsituation folgende diagnostische Schritte erforderlich:
- Blutgasanalyse: Hypoxämie,
- EKG: Zeichen der Rechtsbelastung in ca. 50%,
- Röntgenthoraxaufnahme: Ausschluß anderer Ursachen,
- Echokardiographie: Rechtsherzbelastung,
- Pulmonaliskatheter mit Druckmessung und evtl. Pulmonalisangiographie.

Sofortmaßnahmen

- *Lagerung:* Oberkörper erhöht;
- Sauerstoff (2 l/min);
- venöser Zugang;
- Sedierung bei Bedarf;
- Analgesie bei Bedarf;
- *Heparin:* 10 000 I.E. i. v.,
  anschließend 40 000 I.E./24 h (PTT-Kontrolle);
- Behandlung der hämodynamischen Auswirkungen:
  Schocktherapie (Dobutamin, bei Hypotension, Noradrenalin);
- ggf. Reanimationsmaßnahmen bei Herz-Kreislauf-Stillstand;
- Sauerstofftherapie: 2–6 l/min, bei hämodynamisch sehr instabiler Situation Intubation und künstliche Beatmung;
- Möglichkeit der operativen Embolektomie bedenken:
  Transport in Herzchirurgiezentrum (u. U. per Hubschrauber).

Nach Klinikaufnahme

- Entscheidung über thrombolytische Therapie oder evtl. chirurgische Embolektomie.

Thrombolytische Therapie mit Streptokinase

- 250 000 I.E. initial, anschließend 100 000 I.E. über 24 h *oder* 1.5 Mio. I.E. Streptokinase über 1 h, anschl. 100 000 I.E. über 24 h *oder* Urokinase oder Plasminogenaktivator.

Chirurgische Embolektomie

- Bei fulminanter Lungenembolie.
- Bis zur Herstellung der Operationsbereitschaft Fortführung der Reanimationsmaßnahmen.
- Nach Eröffnung des Thorax interne Herzmassage, falls notwendig.

11.2.6 Perikardtamponade

Relativ seltener kardialer Notfall und Ursache eines Herz-Kreislauf-Stillstands.

Es sollte daran gedacht werden bei Pulslosigkeit und gleichzeitig gestauten Halsvenen sowie einer entsprechenden Anamnese.

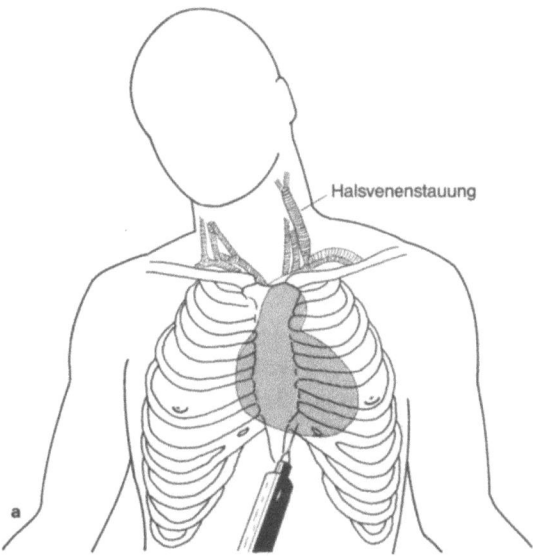

Abb. 90 a, b. Herzbeuteltamponade. Klinische Zeichen: Schock oder Pulslosigkeit und gestaute Halsvenen (**a**). Charakteristisch: ansteigender ZVD und gleichzeitig abfallender arterieller Druck („Crus mortis", **b**). Die Perikardpunktion kann lebensrettend sein

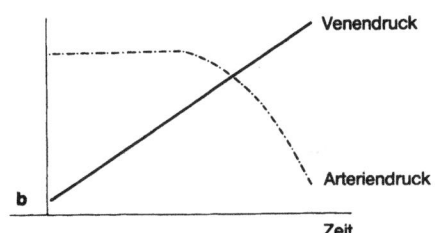

Vorkommen
- Thoraxtrauma,
- nach Herzoperation,
- Aortendissektion,
- iatrogen nach diagnostischen Maßnahmen (Herzkatheter, Schrittmachersonden, zentrale Venenkatheter),
- Stich- und Schußverletzungen,
- Patienten nach Bestrahlung,
- Patienten mit Perikarditis.

Leitsymptome (Abb. 90)
- Tachykardie,
- Blutdruckabfall,

Ursachen des Herz-Kreislauf-Stillstands

- gefüllte bis gestaute Halsvenen, Anstieg des zentralen Venendrucks (ZDV),
- Luftnot,
- Pulsus paradoxus (Abfall des arteriellen Drucks um mehr als 20 mm Hg bei Inspiration),
- Kußmaulscher Venenpuls (Zunahme der Venenfüllung an den Halsvenen bei tiefer Inspiration).

Erstmaßnahmen

Außerklinisch:
- Versuch mit Nitroglyzerin,
- Probepunktion nur, wenn Diagnose sehr wahrscheinlich und Punktionstechnik beherrscht wird.

Klinik:
- Röntgenaufnahme des Thorax,
- Echokardiographie zur Diagnosesicherung, anschließend Perikardpunktion.

Technik der Perikardpunktion

1. Möglichst echokardiographische Sicherung der Diagnose.
2. EKG-Überwachung und Blutdruckkontrolle (möglichst invasiv).
3. Rückenlage des Patienten mit 20–30° erhöhtem Oberkörper.
4. Hautdesinfektion.
5. Einstichstelle 1 cm links des Xiphoids. Vorschieben der mindestens 6 cm langen Nadel im Winkel von 20–30° zur Körperoberfläche.
6. Bei vorsichtigem Vorschieben der Nadel wird das Perikard als Widerstand und das Eindringen der Nadel in den Herzbeutel als Widerstandsverlust „gefühlt".
7. Mindestens 50 ml Blut sollen aspiriert werden.

11.3 Stromunfall

1. Kontakt des Patienten zum Stromkreis unterbrechen.
   - Wenn möglich Stromquelle abschalten.
   - Ist dies nicht möglich, Patienten mit Stock, Seil oder anderem nicht leitenden Gegenstand vom Stromkreis losreißen.

2. Wiederbelebungsmaßnahmen nach dem ABC-Schema.
3. Spezielle Probleme:
   - Durch tetanische Muskelkontraktionen können Frakturen der langen Röhrenknochen und eine Schädigung der Wirbelsäule auftreten.
   - Ausmaß und Schwere der inneren Gewebsschädigung können nicht anhand von äußeren Verbrennungen abgeschätzt werden. Daher auch Patienten, die nach einem Stromunfall schnell das Bewußtsein wiedererlangen, in ein Krankenhaus einliefern.

11.4 Hypothermie

Akzidentelle Hypothermie tritt z.b. auf bei Lawinenunfall, Ertrinken in kaltem Wasser und Bewußtseinstrübung in kalter Umgebung (z.B. durch Alkohol).

Die Einteilung in Hypothermiestadien erfolgt nach den Auswirkungen in bestimmten Temperaturbereichen:

1. Leichte Hypothermie (36–34° C): Erregungssteigerung, Kältezittern, schnelle, vertiefte Atmung, Tachykardie, Schmerz, oft Verwirrtheit, Versuch der Kompensation des Wärmeverlusts durch erhöhte Wärmeproduktion.
2. Mittelschwere Hypothermie (34–30° C): Erregungsabnahme, Teilnahmslosigkeit, Schläfrigkeit, Muskelstarre, Bradykardie mit Unregelmäßigkeiten, Amnesie, Dekompensation der Wärmeregulation, Absinken des Stoffwechsels.
3. Schwere Hypothermie (30–27° C): Bewußtlosigkeit, starke Arrhythmien bis zum Kammerflimmern, lange Atempausen, weite, reagierende Pupillen. Hochgradige Reduktion des Stoffwechsels und der vitalen Funktionen.
4. Tiefe Hypothermie (27–24° C): Scheintod, Tod.

In wenigen Fällen konnten Patienten mit einer Hypothermie von weniger als 24° C gerettet werden.

Maßnahmen in den Phasen 3 und 4

1. Überprüfung der vitalen Funktionen: Pulslosigkeit ca. 30–60 s prüfen. Die Behandlung der gestörten Vitalfunktionen steht im Vordergrund.
2. Bei Pulslosigkeit ist Intubation und Transport unter Herzdruckmassage anzustreben.

Wichtig: Herzdruckmassage erst nach längerer und sorgfältiger Überprüfung des Pulses (30–60 s) durchführen.
Herzdruckmassage nur dann beginnen, wenn sie während des Abtransportes (z. B. Hubschrauber, aber nicht im Ackja) bis zum Krankenhaus fortgeführt werden kann.
Durch die Herzdruckmassage besteht die Gefahr, daß ein noch vorhandener Minimalkreislauf durch Flimmern zum Stillstand gebracht wird. Herzdruckmassage ohne Änderung der Frequenz gegenüber den sonstigen Empfehlungen.

Beatmung: halbe Frequenz (ca. 8 Ausatmungen/min). Beatmung ist auch bei kalter Luft mit Beatmungsbeutel möglich. Eine zusätzliche Senkung der Körpertemperatur ist hierdurch nicht zu befürchten.

3. Keine Medikamente und keine Blindpufferung zur Reanimation und während des Transports. Diese Maßnahmen erst in der Klinik durchführen. Der Metabolismus von Pharmaka ist in Hypothermie gestört.
4. Keine Defibrillation bei Temperaturen unter 28° C, da in tiefer Hypothermie kein Defibrillationserfolg zu erwarten ist.
5. Klinik mit Herzlungenmaschine anfahren oder anfliegen. Hier Aufwärmung unter extrakorporaler Zirkulation.
6. Pufferung nach Messung des Säure-Basen-Status.
Saure Metabolite werden beim Wiederaufwärmen von peripheren Körperregionen in den Kreislauf „eingeschwemmt".
7. Ist Wideraufwärmen mit extrakorporaler Zirkulation nicht möglich, Erwärmung des Körperkerns durch folgende Maßnahmen:
   - Magenspülungen
   - Blasenspülungen
   - Peritoneallavage
   - Dialyse

   } mit warmer Lösung.

Thorakotomie und Erwärmung des Herzens mit vorgewärmter Flüssigkeit.

Todesfeststellung: Niemals in kaltem Milieu vornehmen, da Leichenflekken und Leichenstarre in Hypothermie keine sicheren Todeszeichen sind. „No one is dead until warm and dead!".
Der Abbruch der Reanimationsmaßnahmen darf erst erfolgen, wenn trotz Erwärmung auf 35° C irreversible Zeichen des Herztodes vorliegen (s. S. 106 ff.).

11.5 Blutverlust

Bei starkem Blutverlust tritt ein agonaler Zustand mit Pulslosigkeit und Schnappatmung auf. Meist liegt eine elektromechanische Dissoziation vor. Nach Verlust von mehr als 50% Blutvolumen tritt der klinische Tod in Asystolie ein.

Maßnahmen

1. Beine hoch! (Autotransfusion). Das zirkulierende Blutvolumen kann dadurch um 500–1000 ml erhöht werden.
2. Mechanische Basismaßnahmen der Reanimation: Beatmung mit Sauerstoff sowie externe Herzmassage.
3. Blutungsstillung durch externe Kompression der Blutungsquelle, Laparotomie oder Thorakotomie bei innerer Blutung.
4. Massive intravenöse Infusion über mehrere großlumige venöse Zugänge. Eine sofortige massive Infusion von Plasmaersatzmitteln ist wirkungsvoller als eine verzögerte Bluttransfusion!
5. Adrenalin 0,5–1 mg.
6. evtl. Natriumbicarbonat (0,5 mval/kg KG).
7. EKG-Überwachung und im Bedarfsfall Defibrillation.
8. In der Klinik: Wenn möglich, Thorax eröffnen und intrathorakale Herzmassage durchführen!

Intraarterielle Infusion: Unter experimentellen Bedingungen kann durch intraarterielle Transfusion von angewärmtem, oxygeniertem und heparinisiertem Blut sowie Gabe von Adrenalin ein Herzstillstand infolge von Verbluten schneller und mit weniger Volumen behandelt werden als mit der üblichen intravenösen Transfusion.

Aufgrund retrograder Koronarperfusion kann die spontane Herzaktion ohne Herzmassage wiederhergestellt werden.

Die Methode ist jedoch in der Praxis selten realisierbar.

Bei der intraarteriellen Infusion bestehen einige erhebliche Risiken:

- Verzögerung der Therapie durch Kanülierung der Arterie,
- retrograde zerebrale Luft- oder Thromboembolie auch bei Infusion in eine periphere Arterie,
- Verlust einer Extremität aufgrund einer arteriellen Thrombose.

Ist jedoch während eines großen chirurgischen Eingriffs eine Arterie leicht zugänglich, könnte der Versuch einer arteriellen Druckinfusion bei gleichzeitiger Herzmassage gerechtfertigt sein.

Die Prognose nach Herz-Kreislauf-Stillstand bei Polytrauma infolge von starkem Blutverlust ist sehr schlecht (0–1%).

11.6 Ertrinken

Ertrinken ist eine der häufigsten Todesursachen bei Kindern und jungen Erwachsenen. Weltweit treten pro Jahr mindestens 150000 Todesunfälle durch Ertrinken auf. In der BRD waren es 1970 etwa 1000 und 1980 etwa 500 Todesfälle durch Ertrinken. Der Trend zu den verschiedensten Wassersportarten (Surfen, Sporttauchen) in den letzten Jahren spricht dafür, daß die Zahl der Wasserunfälle eher zu- statt abnehmen wird.

11.6.1 Begriffsbestimmungen

Ertrinken: Unfall führt zum Tod.

Beinaheertrinken: Zustand nach Untertauchen in einem flüssigen Medium; verbunden mit Asphyxie und wenigstens zeitweisem Überleben.

11.6.2 Pathophysiologie

Untertauchen führt zum Atemstillstand, Eindringen großer Mengen Wassers in den Rachenraum, Erbrechen, terminalen Atemzügen mit Überflutung der Lungen und Tod. Wenn das Eindringen von Wasser in die Lunge durch Laryngospasmus verhindert wird („trockenes Ertrinken"), ist die Prognose besser als bei „feuchtem Ertrinken". Die Häufigkeit des „trockenen Ertrinkens" wird auf 10–15% der Fälle geschätzt.

Früher wurden als Todesursachen beim Ertrinken meist Elektrolytstörungen und daraus resultierende Arrhythmien angenommen.

Aus einer Reihe von tierexperimentellen Studien und gut dokumentierten klinischen Fallberichten weiß man heute, daß die Hauptschädigung die Lungen betrifft: Etwa 85% der Todesfälle sind durch arterielle Hypoxäme bedingt.

Die Lungenschädigung ist je nach Art und Volumen der aspirierten Flüssigkeiten verschieden (Abb. 91).

Süßwasser: Beim Ertrinken in Süßwasser können große Wassermengen über die Lungen in den Kreislauf gelangen. Bereits 2 min nach dem Untertauchen wird die Hälfte des aspirierten Wassers im Blut aufgenommen. Die Hämodilution kann zur Hämolyse führen und die Konzentration von Natrium, Chlor und Kalzium sowie Plasmaprotein vermindern. Derartige Veränderungen sind jedoch in der Regel nur vorübergehend und nur in den Extremfällen von klinischer Bedeutung.

Die Oberflächeneigenschaften des Surfactant in den Alveolen werden durch Süßwasser verändert. Durch die Resorption hypotoner Flüssigkeit aus der Lunge kollabieren Alveolen. Es bildet sich ein absoluter intrapulmonaler Rechts-links-Shunt aus, da Lungenareale von Blut perfundiert, aber nicht ventiliert werden. Die Folge ist eine arterielle Hypoxämie.

Die Verbesserung der arteriellen Oxygenierung durch Gabe von Sauerstoff weist darauf hin, daß zusätzlich auch ein relativer intrapulmonaler Shunt besteht.

Bei Ertrinken in Süßwasser ist häufig Kammerflimmern die Ursache des Herz-Kreislauf-Stillstands.

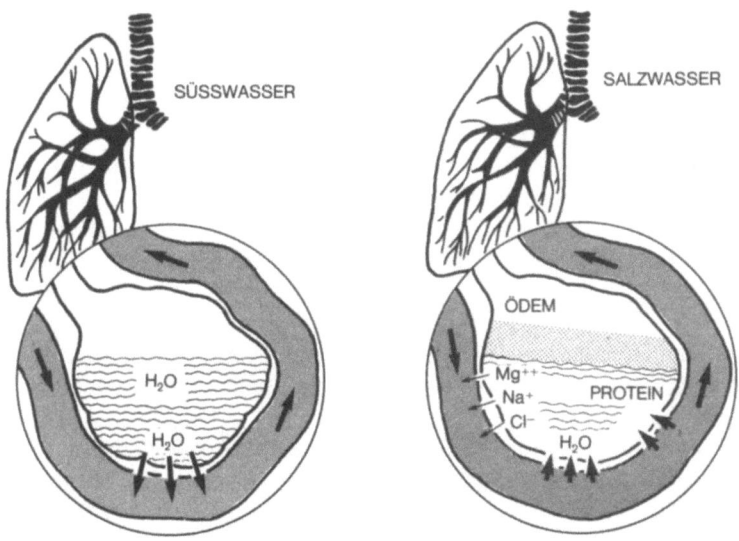

Abb. 91. Pathophysiologie des Ertrinkens in Süß- und Salzwasser. Süßwasser: Aufgrund des osmotischen Gradienten dringt Wasser rasch über die Alveolarmembran in den Kreislauf ein. Salzwasser: Der osmotische Gradient ist umgekehrt gerichtet als bei Süßwasser. Intravasale Flüssigkeit und Proteine gelangen in die Alveolen; Bildung eines Lungenödems. In beiden Fällen entsteht als Folge der Lungenveränderungen mit intrapulmonalen Shunts eine arterielle Hypoxämie

Salzwasser: Da Salzwasser 3,5% Salz enthält, ist es stärker hyperton als Blut. Der osmotische Gradient ist umgekehrt gerichtet als bei Süßwasserertrinken. Das Salz diffundiert in das Blut, während intravasale Flüssigkeit in die Lunge gelangt und das Salzwasser verdünnt. Das in der Lunge vorhandene Flüssigkeitsvolumen ist somit größer als das aspirierte; es entsteht ein Lungenödem. Die flüssigkeitsgefüllten Alveolen werden perfundiert, aber nicht ventiliert. Wiederum entsteht aufgrund des absoluten intrapulmonalen Shunts eine arterielle Hypoxämie.

Die nach Süßwasseraspiration und selten nach Aspiration großer Mengen an Meerwasser zu beobachtenden Hämolyse von Erythrozyten ist gewöhnlich klinisch nicht von Bedeutung, besonders nicht bei adäquater Harnausscheidung.

Da die arterielle Hypoxämie den Endpunkt der pathophysiologischen Veränderungen sowohl bei Ertrinken in Süßwasser als auch im Salzwasser darstellt, unterscheiden sich die grundsätzlichen therapeutischen Schritte nicht wesentlich.

11.6.3 Physiologische Schutzmechanismen

Beim Ertrinken sind 2 physiologische Schutzmechanismen vorhanden:
1. Tauchreflex,
2. Hypothermie.

Tauchreflex: Wird das Gesicht in kaltem Wasser untergetaucht und sistiert die Atmung, so können starke Vasokonstriktion und Bradykardie vor einer hypoxischen Schädigung schützen, wobei primär Herz und Gehirn weiter perfundiert werden. Dieser Reflex läßt in seiner extremen Form das Opfer tot erscheinen.

Hypothermie: Hypothermie verlängert den Zeitraum, nach dem eine erfolgreiche Reanimation ohne neurologische Restschäden möglich ist, wesentlich.

Bei Kindern spielt dieser Faktor eine besondere Rolle, da aufgrund der relativ großen Körperoberfläche der Körperkern rasch abkühlt. Die Abkühlung des Körperkerns geht in Wasser wesentlich rascher vor sich als an der Luft.

11.6.4 Maßnahmen

Für die Reanimation des Beinaheertrunkenen ist die Bergung aus dem Wasser ebenso wichtig wie die Reanimationsmaßnahmen selbst. Die Behandlung des Beinaheertrunkenen gliedert sich in 4 Stufen:

1. Bergung,
2. mechanische Maßnahmen nach dem ABC-Schema,
3. weiterführende Maßnahmen vor Transport und während des Transports,
4. Nachbehandlung in der Klinik (Notfallraum, Intensivstation).

Bergung: Sie wird am günstigsten mit Hilfsmitteln vorgenommen (Rettungsring, Boot, Surfbrett).

In einem ausreichend großen Boot können die Basismaßnahmen bereits während des Transports an Land begonnen werden.

Mechanische Maßnahmen nach dem ABC-Schema: Künstliche Beatmung (Mund-zu-Nase oder Mund-zu-Mund) noch im Wasser beginnen, in der Hoffnung, daß zu diesem Zeitpunkt eine spontane Zirkulation noch besteht. Die Atemspende kann

– im flachen Wasser,
– am Beckenrand,
– vom Beckenrand oder
– vom Rettungsboot aus

durchgeführt werden (Abb. 92).

Versuche, Wasser aus den Lungen zu entfernen, sind gewöhnlich sinnlos und verzögern nur die Beatmung (kein Heimlich-Handgriff!).

Beim Süßwasserertrinken wird die hypotone Flüssigkeit sehr rasch von den Lungen resorbiert, und Methoden der Flüssigkeitsdrainage aus den Lungen führen eher zur Entleerung des Magens mit der Gefahr der weiteren Aspiration.

Wenn nach der Bergung aus dem Wasser das Abdomen des Ertrunkenen aufgebläht ist, sollte er kurz auf die Seite gelegt werden und Druck auf den Oberbauch ausgeübt werden, um Wasser und Luft aus dem Magen herauszubefördern. Dies ist jedoch keine Routinemaßnahme, sondern nur dann durchzuführen, wenn der Magen aufgebläht ist.

128   Ursachen des Herz-Kreislauf-Stillstands

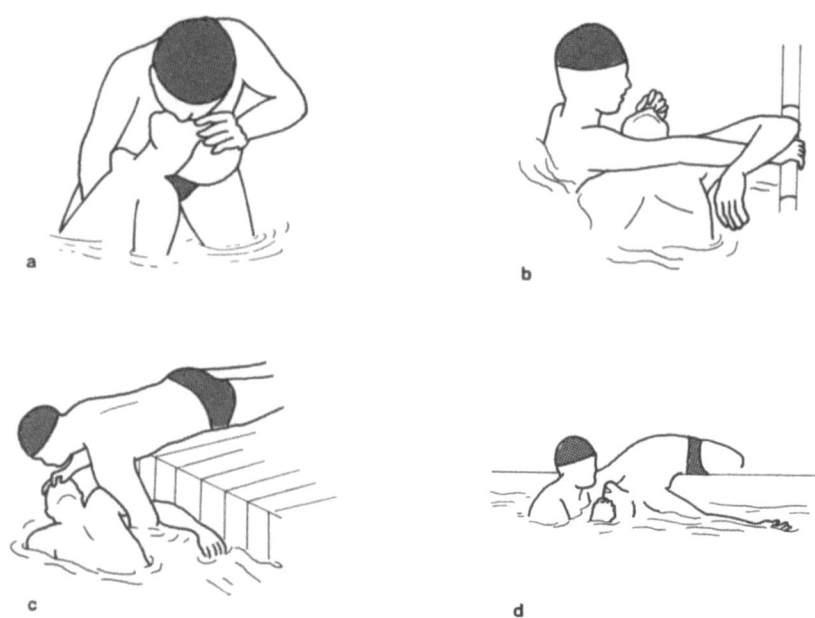

Abb. 92a–d. Atemspende beim Beinaheertrinken wird möglichst schon im flachen Wasser (**a**), am Beckenrand (**b**), vom Beckenrand aus (**c**) oder auf dem Rettungsbrett (auch Surfbrett, **d**) begonnen

Verdacht auf Halswirbelsäulenverletzung: Nach einem Sprung in seichtes Wasser muß versucht werden, den Verunglückten auf ein gerades Brett zu schieben, bevor er aus dem Wasser geborgen wird. Für die Mund-zu-Mund-Beatmung wird dann lediglich der Unterkiefer vorgeschoben und der Kopf nur leicht rekliniert (s. S. 29).

Ein Helfer hält Kopf, Nacken und Brust des Patienten in einer Linie, um eine mögliche Verletzung des Rückenmarks nicht zu verschlimmern.

Der Hals darf nicht gebeugt werden.

Herzmassage: Obwohl eine gewisse Zirkulation auch dann noch bestehen kann, wenn aufgrund des Tauchreflexes kein Puls palpabel ist, muß mit der externen Herzmassage sofort nach der Bergung begonnen werden.

Versuche der externen Herzmassage nicht im Wasser durchführen. Herzmassage ist im Wasser nicht effektiv möglich.

Ausnahmen: im Ruderboot oder auf einem Floß oder Surfbrett.

Weiterführende Maßnahmen vor und während des Transports
- rasche Intubation anstreben, Beatmung mit 100% Sauerstoff;
- PEEP-Beatmung, wenn möglich;
- EKG-Überwachung;
- Magensonde: Verbesserung der Ventilation durch Abnahme des intraabdominalen Drucks und Verhinderung der Gefahr der sekundären Aspiration.

Die *Pharmakotherapie* bei Herz-Kreislauf-Stillstand durch Ertrinken ist dieselbe wie bei Reanimation aufgrund anderer Ursachen des Herz-Kreislauf-Stillstands (Basismedikament: Adrenalin; Azidosepufferung mit Natriumbicarbonat nur, wenn zwischen dem Ertrinkungsunfall und den Reanimationsmaßnahmen mehr als 5–10 min vergangen sind.

Spezielle Pharmakotherapie: forcierte Diurese nach Ertrinken in Süßwasser (Furosemid: Dosierung nach Urinproduktion).

Nachbehandlung in der Klinik

Gefahr des sekundären Ertrinkens: Jeder Beinaheertrunkene muß für 24–48 Stunden stationär beobachtet werden. Dies gilt auch dann, wenn er bei vollem Bewußtsein ist und nur eine mäßig ausgeprägte Tachypnoe zeigt.

Auch wenn das Bewußtsein inzwischen wiedererlangt ist, kann ein sekundäres Lungenödem nach einer gewissen Latenzzeit entstehen.

Außerdem können sich Elektrolytstörungen entwickeln.

Therapie im Notfallraum
- Intubation (falls noch nicht geschehen),
- Blutgasanalyse,
- Laborparameter: Serumelektrolyte, komplettes Blutbild und Harnanalyse,
- EKG-Monitoring,
- Röntgendiagnostik (wichtig: Halswirbelsäule!)

Thoraxaufnahme mit besonderem Augenmerk auf
- Infiltrationen,
- Lungenödem,
- Lage des Endotrachealtubus,
- Beurteilung der Herzkontur
 (Hypervolämie bei Süßwasserertrinken).

Nachbehandlung auf der Intensivstation

- Beatmung mit PEEP. Sie steht zur Verbesserung der Hypoxämie aufgrund der beschriebenen Lungenveränderungen im Vordergrund.
- Monitoring,
- EKG,
- ZVD,
- Ein- und Ausfuhr (Blasenkatheter),
- Blutgasanalysen und Säure-Basen-Status.

Infektionsprophylaxe? Nur wenige Beinaheertrunkene entwickeln Zeichen einer bakteriellen Infektion der Lunge. Aus diesem Grund wird die routinemäßige prophylaktische Antibiotikatherapie nicht empfohlen.

Antibiotika werden erst nach Kontrolle von Sputum- und Blutkulturen eingesetzt.

Kortikosteroide? Eine einmalige hochdosierte Kortikoidinjektion (z.B. Fortecortin 100 mg) nach Wiederherstellen der spontanen Herzaktion wird wegen der geringen Nebenwirkungen teilweise empfohlen, obwohl der therapeutische Nutzen (antiödematöse Wirkung) klinisch nicht bewiesen ist.

Prognose: Wiederbelebungsbemühungen bei Ertrunkenen dürfen nicht voreilig aufgegeben werden. Eine vollständige Wiederherstellung der Gehirnfunktion ist auch nach längerer Zeit des Untertauchens (über 40 min) bei Ertrinkungsopfern beschrieben, insbesondere wenn durch Untertauchen in kaltem Wasser eine Hypothermie aufgetreten ist.

In diesem Fall ist eine schrittweise Wiedererwärmung notwendig (s. S. 121 ff.).

Zwischen dem Bewußtseinsgrad bei Einlieferung und der Prognose scheint eine recht gute Korrelation zu bestehen. Patienten, die wach sind oder nur geringe neurologische Störungen zeigen, erholen sich gewöhnlich komplett (s. Abschn. 14.3).

Aber auch zahlreiche Patienten mit anfangs deutlichen neurologischen Ausfallerscheinungen haben ohne Restschäden überlebt.

Darum ist die Therapie bei jedem Beinaheertrunkenen von Anfang an konsequent durchzuführen.

> **Besonderheiten der Reanimation bei Ertrinkungsopfern (Zusammenfassung)**
> - Ertrinkungsopfer so rasch wie möglich aus dem Wasser bergen.
> - Versuche der externen Herzmassage nicht im Wasser durchführen.
>   Ausnahme: Surfbrett, Ruderboot, Floß
> - Mund-zu-Mund- oder Mund-zu-Nase-Beatmung kann im Wasser durchgeführt werden.
>   Sobald der Retter im seichten Wasser stehen kann, sollte er die künstliche Beatmung beginnen.
> - Bei Verdacht auf eine Halswirbelsäulenverletzung muß das Opfer unter Zug am Kopf aus dem Wasser geborgen werden.
>   Der Kopf darf nur vorsichtig und nicht vollständig überstreckt werden.
> - Wenn das Opfer aus dem Wasser geborgen ist, sind die Standardmaßnahmen nach dem ABC-Schema durchzuführen.
> - Beinaheertrunkene haben oft einen vollen Magen, der die Beatmung und die externe Herzmassage behindert.
>   Der Magen sollte sobald als möglich entleert werden, entweder durch Druck auf das Abdomen in Seitenlage oder besser durch Absaugen.
> - Jeder Beinaheertrunkene ist unabhängig vom Bewußtseinszustand auf einer Intensivüberwachungsstation für 24–48 h zu überwachen.

11.7 Vergiftungen

Vergiftungen stellen eine zunehmend häufige Ursache von Notfallsituationen dar.

Die größte Rolle spielen beim Erwachsenen Arzneimittelintoxikationen, v. a. durch Suizidversuche.

Der Mißbrauch von Alkohol und Drogen führt ebenfalls häufig zu Vergiftungserscheinungen.

Bei Kindern stehen Unfälle mit Reinigungsmitteln, Insektiziden und Pestiziden im Vordergrund.

Arbeitsunfälle werden häufig durch Verätzungen mit Laugen oder Säuren oder durch Inhalation von Gasen verursacht.

Ursachen des Herz-Kreislauf-Stillstands

Vergiftungen können mit bedrohlichen Störungen der Vitalfunktionen einhergehen:

- Störungen der Atemfunktion,
- Störungen der Kreislauffunktion.

Als Folge kann ein Herz-Kreislauf-Stillstand auftreten. Bei der Therapie von Vergiftungen unterscheidet man deshalb:

- Vitaltherapie,
- Entgiftungstherapie.

11.7.1 Sicherung der Vitalfunktionen

A: Atemwege freimachen,
B: Beatmen,
C: Zirkulation wiederherstellen.

Spezifische Ergänzungen bei Vergiftungen:

- Bei Mund-zu-Mund-Beatmung ein Tuch dazwischen legen, um Kontamination zu vermeiden.
- Ausatemluft des Vergifteten meiden.
- Häufig kommt es zum hypovolämischen Schock.
  Vorbeugen durch Ruhe, Wärme, flache Lagerung.
  Therapie: Plasmaexpander (evtl. Humanalbumin).

11.7.2 Entgiftung

Zur Wahl der richtigen Maßnahmen ist die *Diagnose* wichtig:

a) Inspektion der Umgebung
   (leere Arzneimittelpackungen, Flaschen und Gläser mit verdächtigem Inhalt);
b) Befragung von Personen aus der Umgebung;
c) Giftinformationszentrale anrufen;
d) nach Klinikaufnahme: toxikologische Giftanalyse.

Methoden

Dekontamination

a) transkutane Giftaufnahme:
   - Entkleidung,
   - Reinigung der Haut.

b) Inhalation von Giften:
 − Zufuhr von Frischluft.
c) Kontamination der Augen:
 − mit Wasser spülen;
 − Säure- oder Laugenverätzung: Isoguttpufferlösung zum Spülen;
 − zur Schmerzlinderung: Novesine- oder Kerakaintropfen;
 − Deckverband.
d) Orale Giftaufnahme:
 − provoziertes Erbrechen.
 Kontraindikation: Bewußtlosigkeit; Säure- und Laugenverätzungen; schaumbildende Substanzen; Lösungsmittel; Mineralölprodukte (z.B. Benzin); Psychopharmaka und Schlafmittel, die das Brechzentrum lähmen.

Apomorphin: nicht bei Kindern unter einem Jahr!
0,1 mg/kg KG i.m. in Mischspritze mit 0,1 mg/kg KG Novadral (zur Kollapsvermeidung).
Antidot bei Überdosierung von Apomorphin: Lorfan (0,02 mg/kg KG)

Ipecachuanasirup: bei Kindern von 1−10 Jahren.
1 Jahr: 10 ml,
2 Jahre: 20 ml,
>3 Jahre: 30 ml.
Vorher 100−200 ml Tee oder Wasser geben.

Die Magenentleerung durch Trinken hypertoner Kochsalzlösung ist nicht ungefährlich und wird deshalb nicht empfohlen.

− Magenspülung nach Klinikaufnahme.

Neutralisation bei oralen Vergiftungen:
− Verdünnen durch Trinken von Flüssigkeit,
− Adsorption (Kohlekompretten).

Steigerung der Elimination nach Einlieferung in die Klinik
− Forcierte Diurese,
− Laxanzien,
− Einlauf,
− Hämodialyse, Hämoperfusion,
− Peritonealdialyse,
− forcierte Abatmung,
− Austauschtransfusion.

Ursachen des Herz-Kreislauf-Stillstands

Spezifische Antidote: Antidote bei Vergiftungen können meist erst in der Klinik angewandt werden, da sich in den seltensten Fällen die Art der Vergiftung schon am Notfallort sicher ermitteln läßt. Folgende Antidote sind jedoch bereitzuhalten:

Antidot*	Indikation	Hersteller
Auxiloson-Dosieraerosol	Reizgasvergiftung	(Thomae)
oder Sanasthmyl-Dosieraerosol		(Glaxo)
Atropin (100 mg)	Alkylphosphat	(Thilo)
Acetylcystein	Paracetamyl	(Lappe)
Bentonit (Tonerde)	Paraquat	(Roth)
Kalzium	Flußsäure	(Braun Melsungen, Sandoz)
Glukose (40%)	Insulin	(Schiwa)
Anexate	Intoxikation mit Benzodiazepinen Aufhebung der Midazolam-Wirkung	(Roche)
Toxogonin	Alkylphosphat	(Merck)
4-DMAP-Ampullen	HCN, KCN, H2S	(Köhler-Chemie)
Natriumthiosulfat	HCN, KCN, H2S	(Köhler-Chemie)
Physostigmin	Atropin	(Anticholium; Köhler-Chemie)
Naloxon	Opiate	(Narcanti; Winthrop)
Schafantidigoxin (FAB)	Digitalis	(Boehringer Mannheim)
Toluidinblau	Anilin, Chromate DMAP, Nitrit	(Köhler-Chemie)
Diazepam	LSD, Amphetamine	(Roche)

* Einzelheiten zu diesen Pharmaka finden sich in: Daunderer, 1984.

12 Reanimationserfolg

Folgende Faktoren haben einen nachgewiesenen Einfluß auf den Reanimationserfolg:

1. *Zeitfaktor:*
   - Dauer des Herz-Kreislauf-Stillstands bis zum Beginn der Basismaßnahmen, der Pharmakotherapie und der Elektrotherapie;
   - Dauer der Reanimation bis zur Wiederherstellung eines Spontankreislaufs.
2. *EKG-Diagnose:*
   Kammerflimmern ist günstiger als Asystolie und elektromechanische Entkoppelung.
3. *Grunderkrankung:*
   Ungünstig: Pneumonie, Hypotension, Nierenversagen, Karcinom, Polytrauma;
   günstiger: kardiale Erkrankungen.
4. *Umgebungstemperatur:*
   Günstig: Hypothermie.

Zeitfaktoren: Sowohl die Dauer des Herz-Kreislauf-Stillstands bis zum Beginn der Basismaßnahmen als auch die Dauer bis zum Beginn der Pharmakotherapie und der Defibrillation beeinflussen den Reanimationserfolg entscheidend.

Hierbei ist nur die Gesamtzeit vom Eintritt des Geschehens bis zum Beginn der Reanimationsmaßnahmen von Bedeutung.

Die Dauer des Herz-Kreislauf-Stillstands läßt sich durch Beginn der Reanimation von ausgebildeten Laien verkürzen.

Hierbei spielt auch die raschere Alarmierung des Rettungsdienstes durch informierte Laien eine bedeutende Rolle (z. B. Erkennung von Zeichen eines Myokardinfarkts).

Die Zeit zwischen Alarmierung und Eintreffen des Rettungsdienstes am Notfallort ist in der BRD seit Einführung des organisierten Rettungsdienstes wesentlich verkürzt worden (in einigen Städten auf etwa 5 min).

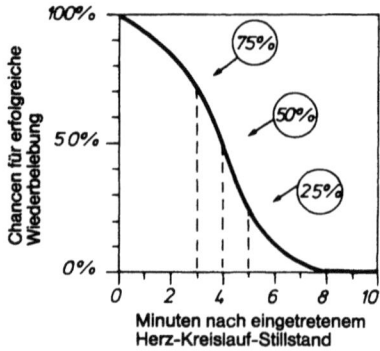

Abb. 93. Abhängigkeit des Reanimationserfolgs vom Zeitpunkt des Beginns der Reanimationsmaßnahmen. Die Zahlen geben nur grobe Anhaltspunkte an

Unbeeinflußbar bleibt die Zeitspanne vom Eintritt des Herz-Kreislauf-Stillstands bis zum Auffinden des Patienten.

Die Aussichten für eine erfolgreiche Reanimation sind am günstigsten, wenn mit den Basismaßnahmen innerhalb eines Zeitraums von 5 min begonnen wird (Abb. 93).

Aber auch nach 10- bis 20minütigem Herz-Kreislauf-Stillstand sind Reanimationsversuche nicht sinnlos.

Langzeiterfolge ohne neurologische Restschäden wurden auch nach diesem Zeitraum noch erzielt.

Zusammengefaßt gilt folgendes: Die Prognose nach Herz-Kreislauf-Stillstand ist signifikant günstiger, wenn:
- die Basismaßnahmen innerhalb 5 min begonnen werden,
- die Pharmakotherapie und Defibrillation nach maximal 8–10 min durchgeführt werden.

EKG-Diagnose: Kammerflimmern ist das häufigste elektrokardiographische Bild bei Herz-Kreislauf-Stillstand (ca. 70% der Fälle).

Die Ursache des Kammerflimmerns beim Syndrom des plötzlichen Herztodes ist bei vorbestehender koronarer Herzkrankheit eine akute myokardiale Ischämie meist ohne Infarkt.

Bei primärem Kammerflimmern oder Kammerflattern ist die Prognose um ein Mehrfaches günstiger als bei Asystolie oder elektromechanischer Dissoziation (EMD):

Langzeitüberlebende bei
- Kammerflimmern   25%,
- Asystolie   2%,
- EMD   0–10%.

Ein Grund für die günstigere Prognose von Kammerflimmern ist, daß der Herz-Kreislauf-Stillstand bei Asystolie und EMD in der Regel zum Zeitpunkt der EKG-Ableitung bereits länger besteht als bei Kammerflimmern.

Dies geht daraus hervor, daß die Amplitude des Kammerflimmerns ohne Reanimationsmaßnahmen abnimmt und schließlich in eine Asystolie übergeht.

Grunderkrankung: Die Bedeutung der Grunderkrankung als Faktor der Langzeitprognose ist v. a. von Reanimationsergebnissen auf Intensivstationen bekannt. Sie gilt aber genauso für Patienten, die außerhalb des Krankenhauses reanimiert werden.

Ein Langzeiterfolg der Reanimation ist nur bei heilbarer Grunderkrankung zu erreichen.

Sehr ungünstig ist die Prognose z. B. bei dekompensierter chronischer Lungenerkrankung oder Pneumonie, bei vorbestehender längerer Hypotension, Nierenversagen und einem Karzinom. Besser dagegen gestaltet sich die Prognose bei einem Herz-Kreislauf-Stillstand im Rahmen eines akuten Myokardinfarkts. Ausgesprochen schlecht sind die Reanimationsergebnisse bei polytraumatisierten Patienten, die einen Herz-Kreislauf-Stillstand erleiden.

Umgebungstemperatur: Eine niedrige Umgebungstemperatur (z. B. beim Beinaheertrinken im kalten Wasser) wirkt sich für die Prognose positiv aus.

Neurologische Restschäden: Der Anteil der Patienten mit neurologischen Restschäden beträgt etwa 1(–3)% der Patienten, bei denen eine Reanimation begonnen wurde, und etwa 10–15% der Überlebenden nach Reanimation. Die verfügbaren Zahlen sind allerdings gering.

Die Überlebenszeit der Patienten mit bleibenden neurologischen Schäden liegt in der Regel zwischen einigen Tagen und 2 Monaten. Die Mehrzahl verstirbt innerhalb von 2 Wochen.

Wochenlanges Koma nach Reanimation ist selten.

Es sind jedoch auch Patienten beschrieben worden, die mehrere Jahre mit erheblichen neurologischen Beeinträchtigungen überlebt haben.

13 Nachbehandlung auf der Intensivstation

Die Überwachung und Behandlung auf der Intensivstation stellt die letzte Stufe der Betreuung des Patienten nach Reanimation in der Akutphase dar.
Die Aufgaben der Behandlung des reanimierten Patienten auf der Intensivstation sind:
1. Stabilisierung der Vitalfunktionen
   - Atmung,
   - Kreislauffunktion,
   - Nierenfunktion,
   - Gehirn;
2. Überwachung;
3. weiterführende Diagnostik;
4. spezifische Therapie,
   - Beseitigung der auslösenden Ursachen,
   - Behandlung von vorhandenen Organschäden;
   - Verhinderung von Folgeschäden an Herz, Gehirn, Lunge, Leber, Niere.

Bei der Aufnahme auf die Intensivstation sind die Sicherung der Vitalfunktionen und die Einleitung der Überwachung gleichzeitig vorzunehmen.

Das weitere Vorgehen richtet sich nach:

- Ursache des Herz-Kreislauf-Stillstands,
- Zustand des Patienten unmittelbar nach Reanimation,
- Art der Grunderkrankung,
- Begleiterkrankungen,
- drohenden oder vorhandenen Komplikationen.

Die Erhebung von Anamnese und aktuellem Status des Patienten ist deshalb der wichtigste nächste Schritt. Hiernach richtet sich der Umfang des Monitorings, der weitergehenden Diagnostik und der spezifischen Therapie.

13.1 Anamnese

Die Anamnese ist die Basis für Diagnostik und Therapie.

Wichtig: Im Schock und bei Bewußtlosen ist die Fremdanamnese notwendig, v. a. bei Verdacht auf Intoxikationen (Befragung von Angehörigen, Nachbarn, Begleitpersonen oder Sanitätern). Wer als Arzt oder Sanitäter einen Patienten auf die Intensivstation begleitet, sollte diese erst verlassen, wenn er seine Beobachtungen dem behandelnden Arzt mitgeteilt bzw. ein vollständig ausgefülltes Notfallprotokoll übergeben hat.

Im Rahmen der Anamnese interessieren besonders:

- Vorerkrankungen,
- Begleitumstände beim Notfall,
- bisherige Medikamenteneinnahme,
- Medikamentengabe am Notfallort (Medikament, Dosis, Applikationsweg und -zeitpunkt).

Die wichtigsten Schritte der speziellen Diagnostik und Therapie sind – gegliedert nach den vitalen Funktionssystemen – nachfolgend zusammengefaßt.

13.2 Spezielle Diagnostik und Therapie

Respiratorisches System

1. Klinische Untersuchung, Auskultation.
2. Röntgenbild des Thorax
    - Lage des Endotrachealtubus,
    - Lage von zentralvenösen Kathetern,
    - Rippenfrakturen?
    - Pneumothorax?
    - Lungenödem?
3. Blutgasanalyse.
   Möglichst intraarterielle Kanüle oder Katheter, wenn häufige Kontrollen notwendig sind.
4. Zunächst kontrollierte Beatmung mit 100% Sauerstoff und mäßigem PEEP (5 cm H_2O), danach Einstellung der Beatmungsparameter entsprechend regelmäßiger Blutgasanalyse und klinischen Befunden.

Herz-Kreislauf-System

1. Klinische Untersuchung.
2. EKG mit allen Ableitungen (Vergleich mit vorherigen EKGs).
3. Röntgenbild des Thorax (Herzform und -größe, Lungenstauung, Lungenödem).
4. Serumelektrolyte.
5. Gesamteiweiß, Albumin.
6. CK, CK-MB.
7. Gegenwärtige und frühere Medikamente.
8. ZVD-Messung.
9. Pulmonaliskatheter bei instabilem Kreislauf.
10. Kreislaufwirksame Pharmaka (Sympathikomimetika und Vasodilatantien entsprechend des hämodynamischen Monitorings; vgl. Tabelle 3, S. 148).
11. Weiterführende spezifische diagnostische Verfahren
    - Echokardiographie,
    - Doppler-Sonographie der Gefäße,
    - Koronarangiographie.

Renale Funktion

1. Blasenkatheter (suprapubisch, wenn Katheter länger als 24 h belassen werden soll).
2. Urinvolumen stündlich.
3. Flüssigkeitsbilanzierung (Beachtung von Temperaturerhöhung, Erbrechen, Diarrhoe, Blutungen).
4. Kreatinin, Harnstoff.
5. Nephrotoxische Medikamente?
   Renal eliminierte Medikamente richtig dosiert?

Zentrales Nervensystem

1. Neurologische Untersuchung.
2. Kontrolle des arteriellen Blutdrucks, Mitteldruck 90–100 mm Hg.
3. Mäßige Hyperventilation, p_aCO_2 25–30 mm Hg.
4. Normoxie, p_aO_2 100 mm Hg.
5. Kontrolle des Säure-Basen-Status, pH 7,35–7,6.
6. Normothermie (Hyperthermie behandeln).
7. Sedierung, evtl. Muskelrelaxation.
8. Bei zerebralen Krämpfen Phenobarbital, Phenytoin oder Diazepam.
9. Oberkörperhochlagerung (30°) zur Verminderung des zerebralen Volumens.
10. Weiterführende diagnostische Verfahren
    - EEG,
    - CT,
    - evozierte Potentiale.

13.3 Hinweise zur Durchführung und Beurteilung der Untersuchungsverfahren

EKG: Modifizierte V5-Ableitung (Abb. 94): rot V5, gelb V2, schwarz rechter Rippenbogen; oder rot V5, gelb links subklavikulär, schwarz rechts subklavikulär.

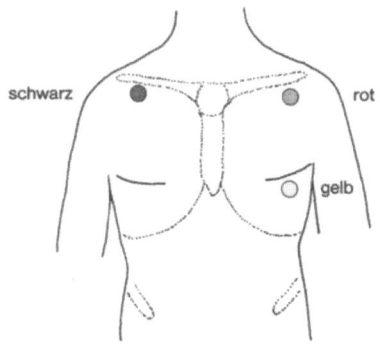

Abb. 94. Ableitung des EKGs zur Monitorüberwachung

Hinweis: Schrittmacherpatienten (passager oder permanent): Nicht alle Monitorgeräte sind für Erfassung von Schrittmacherpotentialen geeignet (v. a. ältere Modelle nicht). Bei Schrittmacherträgern dann zusätzliche Pulserfassung (z. B. Pulsoxymeter), sonst Gefahr, daß regelmäßige Schrittmacherimpulse registriert werden, obwohl der Patient keine Eigenaktionen oder Kammerdepolarisationen mehr hat.

Das EKG gibt Hinweise auf:
- Herzfrequenz,
- Rhythmus,
- Schenkelblock,
- ST-Veränderungen.

Merke: Bei Aufnahme und nach Erstversorgung vollständiges EKG ableiten (12 Ableitungen).

Bei Infarktverdacht und nicht eindeutigen Veränderungen Kontroll-EKG nach 15–30 min.

Bei nicht geklärten tachykarden Arrhythmien evtl. Spezialableitungen (Ösophagus-EKG).

Bei frischem Infarkt Ableitungsstellen der Brustwandableitungen mit Fettstift markieren, um Verlaufs-EKG zuverlässiger beurteilen zu können.

Ösophagus-EKG: In speziellen Fällen kann ein EKG über Ösophagussonden abgeleitet werden. Hierdurch ist bei unklaren Rhythmusstörungen eine eindeutige Abgrenzung supraventrikulärer von ventrikulären Tachykardien möglich. Ein intrakardiales EKG kann auch über den liegenden ZVD-Katheter abgeleitet werden.

Zentralvenöser Katheter: Bei Schocksituationen möglichst 2 Katheter oder einen Doppellumenkatheter legen, damit laufende Infusionen (z. B. Katecholamine!) nicht durch Medikamentengabe unterbrochen werden müssen.

Wichtig: Intravasale Katheter, die nicht unter sterilen Bedingungen gelegt wurden, oder Katheter, die nicht korrekt liegen, rasch wechseln.

Bei eventueller Lysetherapie mit Streptokinase, Urokinase, Plasminogenaktivator keine Punktion zentraler Venen wegen Gefahr der Hämatombildung!

Eine Lysetherapie muß erwogen werden bei:
- akuter Lungenembolie,
- akutem Myokardinfarkt,
- Beinvenenthrombose,
- arterieller Embolie.

Zentralvenöser Druck

Definition: Druck in einer großen, herznahen (zentralen) intrathorakalen Vene (V. cava superior) vor dem rechten Vorhof.

Aussage: Die Messung des ZVD ermöglicht in erster Linie eine Beurteilung des zirkulierenden Blut- bzw. Flüssigkeitsvolumens.
Nominalwerte: 4–12 cm H_2O.

Labordiagnostik nach Reanimation

Dringlich:
- Blutgase, Säure-Basen-Haushalt,
- Glukose,
- Kalium.

Anschließend:
- Elektrolyte (Natrium, Chlorid),
- evtl. Gesamteiweiß (oder onkotischer Druck, falls möglich),
- SGOT, CK und CK-MB,
- Amylase und/oder Lipase im Serum,
- kleines Blutbild: Hämoglobin, Hämatokrit, Erythro- und Leukozyten,
- Gerinnungsparameter: Quick-Wert, PTT, Thrombozyten,
- Urinstatus (Stixuntersuchung auf Eiweiß, Glukose, ggf. Azeton).

Bei Bedarf weitere Untersuchungen:
- Fibrinogen,
- Antithrombin III,
- Gram-Färbung,
- Liquoruntersuchung.

Tabelle 2. Beurteilung des Säure-Basen-Haushalts. ↑ erhöht, *BE* positiv; ↓ erniedrigt, *BE* negativ; (↓) leicht erniedrigt bis normal; (↑) leicht erhöht; *n* normal

	pH	p_aCO_2	BE	$[CL^-]$	$[K^+]$
Normalbefund		7,37–7,43	35–45	−2,5 – +2,5	
Azidose					
Reine respiratorische Azidose	↓	↑	n	↓	n – ↑
Teilweise kompensierte respiratorische Azidose	(↓)	↑	↑		
Kompensierte respiratorische Azidose	n	↑	↑		

Tabelle 2 (Fortsetzung)

	pH	p_aCO_2	BE	[CL⁻]	[K⁺]
Reine metabolische Azidose	↓	n	↓	n−↑	↑
Teilweise kompensierte metabolische Azidose	(↓)	↓	↓		
Kompensierte metabolische Azidose	n	↓	↓		
Reine respiratorische Alkalose	↑	↓	n	↑	↓
Teilweise kompensierte respiratorische Alkalose	(↑)	↓	↓		
Kompensierte respiratorische Alkalose	n	↓	↓		
Reine metabolische Alkalose	↑	n	↑	↓	↓
Teilweise kompensierte metabolische Alkalose	(↑)	↑	↑		
Kompensierte metabolische Alkalose	n	↑	↑		

13.4 Weiterführende Diagnostik bei kardiovaskulären Grunderkrankungen

Echokardiographie: Heute für die Notfalldiagnostik von Bedeutung.

Indikationen:
- Perikarderguß,
- Endokarditis,
- akuter Myokardinfarkt,
- akute Rechtsherzbelastung (Lungenembolie),
- Aortendissektion,
- Thromben oder Tumore im Herzen.

Hinweis: Eine differenzierte Betrachtung kardialer Erkrankungen mit der Echokardiographie setzt eine längere Erfahrung voraus.

Koronarangiographie: Die röntgenologische Darstellung der Herzkranzgefäße wird heute in einigen Kliniken bei Notfällen auch im Schock durchgeführt.

Fragestellung:
- akuter Myokardinfarkt?
- Möglichkeit der Revaskularisation (Streptokinase, Koronardilatation)?

Doppler-Sonographie

Fragestellungen:
- akuter Gefäßverschluß (periphere Embolie)?
- Stenose oder Verschluß einer A. carotis bei apoplektischem Insult? (wichtig für frühe Phasen, da ggf. Operationsmöglichkeit),
- tiefe Beinvenenthrombose mit Oberschenkelbeteiligung?
- Shuntverschluß bei Dialysepatienten?

Angiographie

Indikationen:
- Verdacht auf frischen Verschluß der A. carotis interna (präoperativ),
- akute Lungenembolie (Pulmonalisangiographie).

Hinweis: Eine Angiographie ist stets dann induziert, wenn operative Maßnahmen geplant sind oder wenn der klinische Befund nicht eindeutig eine Indikation für eine Lysetherapie ergibt.

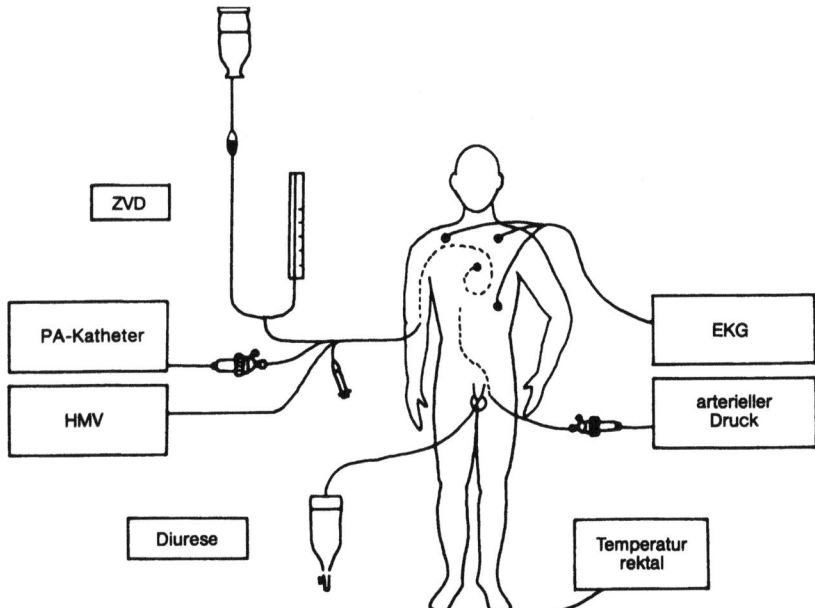

Abb. 95. Überwachung des reanimierten Patienten auf der Intensivstation: EKG-Ableitung; Messung des ZVD, der Temperatur und der Diurese. Bei hämodynamisch instabilen Patienten nach primär kardial bedingtem Herz-Kreislauf-Stillstand wird zusätzlich ein Pulmonaliskatheter (*PA*-Katheter) gelegt. (Mod. nach Schönborn)

Pulmonaliskatheter: Von zunehmender Bedeutung bei Notfällen ist heute die Sondierung des rechten Herzens mit einem Katheter geworden. Diese Diagnostik setzt Erfahrung in der Durchführung, aber auch bei der Beurteilung voraus. Vor allem müssen mögliche Fehlerquellen bei der Messung erkannt und beseitigt werden können. In den unten folgenden Übersichten sind die Indikationen zur invasiven Überwachung mittels Pulmonaliskatheter, mögliche Meßgrößen sowie die verschiedenen Komplikationen und ihre Häufigkeit dargestellt.

Aus den erhaltenen Meßwerten werden v. a. der pulmonale Kapillarverschlußdruck ("pulmonary capillary wedge pressure", PCWP; Wedgedruck) und das Herzminuten- oder Schlagvolumen (HMV, SV) für die Differentialdiagnostik und -therapie herangezogen (Tabelle 3). Inzwischen sind auch pulmonale Einschwemmkatheter entwickelt worden, die bei korrekter Lage gleichzeitig eine elektrische Stimulation im Vorhof und im rechten Ventrikel ermöglichen.

Trotz aller Genauigkeit der hämodynamischen Überwachung mittels Pulmonaliskatheter sollten die erhaltenen Werte stets kritisch betrachtet und immer in Zusammenhang mit dem klinischen Bild beurteilt werden.

Ziele der invasiven Überwachung mit dem Pulmonaliskatheter

Diagnostik:
- Nachweis und Ausmaß einer myokardialen Funktionsstörung (Infarkt, Vitien, Kardiomyopathie),
- Nachweis möglicher Komplikationen beim Infarkt (Mitralinsuffizienz, Ventrikelseptumruptur),
- Differenzierung rechts- und linksventrikulärer Funktionsstörungen.

Therapie:
- Einleitung und Überwachung einer differenzierten Therapie bei ausgeprägter Kreislaufinstabilität, z. B. nach Reanimation bei Infarkt, bei hypovolämischem Schock, bei akutem Lungenversagen.

Prognose:
- Beurteilung der Kurz- und Langzeitprognose (Parameter: PCWP > 20 mm Hg, Herzindex ("cardiac index", C.I.*) < 1,6 l/min/m^2).

* Herzminutenvolumen durch Körperoberfläche.

Klinische Kriterien zur invasiven Überwachung
- Großer Infarkt (EKG: ST↑; CK↑),
- Linksinsuffizienz (Dyspnoe, Rasselgeräusche, Rö-Zeichen),
- Schock (RR↓, HF↑, periphere Perfusion↓),
- maligne Arrhythmien,
- Verdacht auf Komplikationen (z. B. Mitralinsuffizienz, Ventrikelseptumruptur).

Meßgrößen bei Anwendung des Pulmonaliskatheters:
- Rechter Vorhofdruck (RAP) bzw. ZVD;
- Pulmonalarteriendrücke (PAP): systolisch, diastolisch, Mitteldruck;
- PCWP;
- HMV;
- abgeleitete Meßgrößen: totaler peripherer Widerstand (TPR), pulmonaler Gefäßwiderstand (PVR), HMV, C.I., SV;
- gemischtvenöse Blutgase.

Normalbereiche

- ZVD: 2–10 mm Hg;
- RAP: −1 bis +8 mm Hg (Mittel: 4 mm Hg);
- rechter Ventrikel (RV):
  systolisch 15–28 mm Hg (Mittel: 24 mm Hg),
  enddiastolisch 0–8 mm Hg (Mittel: 4 mm Hg);
- Pulmonalarteriendrücke (PAP):
  systolisch 15–28 mm Hg (Mittel: 24 mm Hg),
  diastolisch 5–16 mm Hg (Mittel: 10 mm Hg);
- Mitteldruck: 26 mm Hg (Mittel: 16 mm Hg);
- PCWP: 5–16 mm Hg (Mittel: 9 mm Hg);
- HMV: 5–6 l/min;
- C.I.: 2,5–3,5 l/min/m^2

> **Komplikationen des Pulmonaliskatheters**
> *Beispiel von Patienten einer Intensivstation:*
> - Arrhythmien bei Passage des rechten Ventrikels 78%
>   davon schwerwiegend 0%
> - Bakteriämie 1–2%
> - perforierte Pulmonalklappen <1%
> - Knotenbildung (Katheter wird zu weit in den rechten Ventrikel vorgeschoben und gelangt nicht in die Pulmonalarterie) 0,1%
> - zusätzliche Komplikationen zentraler Venenkatheter 1–2%
>
> *Hinweis:* Die Häufigkeit der Komplikationen nimmt mit der Erfahrung des Untersuchers ab und mit der Dauer der invasiven Überwachung zu.
>
> *Merke:* Pulmonaliskatheter nur so kurz wie nötig belassen.

Tabelle 3. Differentialtherapie aufgrund hämodynamischer Meßwerte. (*NTG:* Nitroglyzerin)

Parameter	Meßwert	Beurteilung	Therapie
Herzindex PC-Druck	$>2{,}5$ l/min/m^2 ≤ 15 mm Hg	Normalbefund	(evtl. NTG)
Herzindex PC-Druck	$\geq 2{,}5$ l/min/m^2 > 15 mm Hg	linksventrikuläre Funktionsstörung	Vasodilatantien (NTG)
Herzindex PC-Druck	$\leq 2{,}5$ l/min/m^2 < 12 mm Hg	Verminderte periphere Perfusion, Hypovolämie	Volumen (vorsichtig)
Herzindex PC-Druck	$<2{,}5$ l/min/m^2 > 15 mm Hg	Kardiale Insuffizienz (latenter/manifester Schock)	Vasodilatantien, positiv inotrope Stoffe (z. B. Dobutamin, Dopamin)
Herzindex PC-Druck Arterieller Druck	$>2{,}5$ l/min/m^2 ≤ 15 mm Hg > 100 mm Hg	Hyperkinetische Situation	β-Blocker

EEG: Die Ableitung und Begutachtung eines EEG nach Reanimation ist Aufgabe eines erfahrenen Spezialisten. Das EEG kann zur Beurteilung der Prognose beitragen.

Computertomographie (CT): Die Durchführung einer CT ist indiziert bei
- unklarer Ursache des Herz-Kreislauf-Stillstands (zerebrale Ursache möglich),
- sekundärer neurologischer Verschlechterung.

Das CT ist kein geeignetes Verfahren zur Beurteilung der Prognose.

Somatosensorisch evozierte Potentiale: Der Einsatz somatosensorisch evozierter Potentiale ist indiziert bei

- fehlender Wiederkehr spontan-elektrischer Aktivität 2–3 h nach Einsetzen von Herzaktion und Spontanatmung,
- Bewußtlosigkeit länger als 24 h,
- Verdacht auf Hirnstammläsion.

14 Neurologische Beurteilung reanimierter Patienten

(G. Deuschl)

14.1 Neurologische Untersuchung komatöser Patienten

Eine rasche und dennoch aussagekräftige neurologische Untersuchung ist sowohl zur Beurteilung des Status und eventueller therapeutischer Konsequenzen als auch für die frühzeitige Prognosestellung von Bedeutung.
Auf S. 144 werden eine Reihe von Prüfungen angegeben, die nach entsprechender Erfahrung nicht nur von Neurologen, sondern von jedem Arzt auf der Intensivstation in 5–10 min zuverlässig durchgeführt werden können.

Geprüft werden dabei:
- Grad der Bewußtseinsstörung,
- Funktionen des Hirnstamms.

Zur korrekten Auswertung der Checkliste ist zu beachten, daß durch einige schon vorher bestehende oder durch das akute Ereignis erworbene Störungen das Untersuchungsergebnis beeinflußt werden kann:

- Erblindung (direkte Lichtreaktion fällt aus, konsensuelle ist erhalten),
- halbseitige zentrale Parese (keine gerichtete Abwehr mehr möglich),
- periphere Fazialisparese (Kornealreflex fällt aus),
- Störungen durch Medikamente: Glaukombehandlung mit Anticholinergika (enge Pupillen), Wirkung von Toxinen an der neuromuskulären Übertragung mit peripherer Lähmung (z. B. E 605, Botulinustoxin); unter der Wirkung von zentralwirksamen Pharmaka sind viele Hirnstammreflexe abgeschwächt oder fallen aus (z. B. Barbiturate oder Benzodiazepine).

Im Falle einer noch bestehenden Sedierung kann das Untersuchungsergebnis für prognostische Zwecke nicht herangezogen werden.

Neurologische Untersuchung komatöser Patienten

1. *Verbalisation* (ggf. Ansprechen des Patienten)
   □ freie Konversation, orientiert
   □ Konversation, verwirrt oder desorientiert
   □ unverständliche Verbalisation
   □ keine
   □ nicht prüfbar (Intubation/Aphasie)

2. *Augenöffnen* (Beobachtung – Ansprechen – Schmerzreiz)
   □ spontan
   □ auf Ansprache
   □ auf Schmerzreiz
   □ keine
   □ nicht prüfbar (Ödem o. ä.)

3. *Pupillenreaktion* (Belichtung für jedes Auge getrennt, Bewertung der direkten und konsensuellen Antwort)
   □ beidseits vorhanden
   □ einseitig ausgefallen   *rechts:* □   *links:* □
   □ beidseits ausgefallen

4. *Okulozephaler Reflex* (passive, rasche Kopfdrehung – kompensatorische Augenwendung entgegen der Drehrichtung)
   □ erhalten
   □ fehlend

5. *Vestibulookulärer Reflex* (50 ml Kaltwasserspülung des äußeren Gehörgangs – nur falls 4. negativ)
   □ Nystagmus zur Gegenseite
   □ tonisch nach ipsilateral
   □ fehlend

6. *Kornealreflex* (Betupfen der Kornea mit einem Wattebausch)
   □ vorhanden
   □ einseitig ausgefallen   *rechts:* □   *links:* □
   □ beidseits ausgefallen

7. *Motorische Antwort* (Ansprechen des Patienten oder Schmerzreiz
   – z. B. durch Druck auf das Nagelbett, alle 4 Extremitäten)
   ☐ nach Aufforderung
   ☐ gezielte Abwehr nach Schmerzreiz
   ☐ Fluchtreflex nach Schmerzreiz
   ☐ Flexionsbewegung nach Schmerzreiz
   ☐ Extensionsbewegung
   ☐ keine

8. *Muskeltonus* (passives Durchbewegen aller Extremitäten)
   ☐ normal
   ☐ Paratonie (Gegenhalten)
   ☐ gesteigerter Flexorentonus
   ☐ gesteigerter Extensorentonus
   ☐ fehlender Tonus

9. *Spontanatmung*
   ☐ regulär
   ☐ periodisch
   ☐ irregulär
   ☐ nicht beurteilbar (Respirator)

14.2 Neurologische Erkrankungen nach hypoxischer Hirnschädigung

Diese Reanimationsfibel kann ein neurologisches Lehrbuch nicht ersetzen, jedoch soll dem Arzt eine rasche Orientierung möglich sein, ob bei einem Patienten beobachtete neurologische Ausfälle eine charakteristische Folgeerkrankung nach hypoxischer Hirnschädigung darstellen oder nicht.

Hirnorganisches Psychosyndrom: Während nach kurzer Komadauer (12 h) häufig nur ein passagerer Verwirrtheitszustand zu beobachten ist, können nach länger andauerndem Koma Symptome eines hirnorganischen Psychosyndroms auftreten:

– Gedächtnisstörungen
   reichen in unterschiedlicher Ausprägung von leichter Merkschwäche bis hin zum schweren Korsakow-Syndrom (ausgeprägte Merkschwäche,

Desorientiertheit, Konfabulation). Die Prognose ist meist günstig, beim Korsakow-Syndrom können jedoch Merkfähigkeitsstörungen zurückbleiben;
- Antriebsschwäche,
- Denkstörungen bis hin zur irreversiblen Demenz.

Fokale neurologische Symptome: Fokale neurologische Symptome sind überwiegend durch Störungen in Grenzgebieten der kortikalen oder der spinalen Durchblutung bedingt.

Kortikale Symptome:
- bibrachiale Parese,
- Tetraparese,
- Rindenblindheit,
- visuelle Agnosie.

Myoklonische Symptome:
- Sowohl während des Komas wie auch als chronische Folgeerkrankung (Lance-Adams-Syndrom) kann es zu unwillkürlichen Zuckungen mit unterschiedlicher Verteilung und Intensität kommen.

Spinale Symptome:
- Paraparese,
- Störungen der Blasenfunktion,
- Verlust von Schmerz- und Temperaturempfinden.

Apallisches Syndrom: Das apallische Syndrom ist durch den Verlust aller höheren kortikalen Funktionen bei erhaltenen Hirnstammfunktionen gekennzeichnet. Es kann sich aus einem lange andauernden Koma entwickeln.

Die Patienten sind wach, jedoch ohne Kontaktaufnahme und Willensäußerung.

Die Augen sind offen, fixieren aber nicht.

Auf Schmerzreize zeigen sich unkontrollierte Reflexsynergien.

Es bestehen häufig ausgeprägte vegetative Störungen wie Tachykardie und Blutdruckkrisen.

In der Regel ist der Schlaf-Wach-Rhythmus erhalten.

Die Prognose ist i. allg. nach Ablauf von 3 Wochen sehr ungünstig.

Verzögerte postanoxische Enzephalopathie: Die seltene verzögerte postanoxische Enzephalopathie kann nach einem durch gute Erholung gekennzeichneten Intervall von bis zu 6 Wochen nach der hypoxischen Hirnschädigung auftreten.

Sie ist gekennzeichnet durch:
Orientierungsstörung, psychomotorische Unruhe und Amnesie.

Im Rahmen dieser Erkrankung kann es ebenfalls zu fokalen neurologischen Störungen kommen, die auf Schädigungen im Bereich des Kortex oder des Rückenmarks zurückzuführen sind.

14.3 Prognose nach hypoxischer Hirnschädigung

Eine möglichst frühzeitige Prognosestellung ist anzustreben, um dem behandelnden Arzt eine Entscheidungsgrundlage zur Bestimmung von Intensität und Umfang der Therapie im Einzelfall an die Hand zu geben.

Es gibt keinen neurologischen Parameter, der für sich allein eine Prognosestellung erlaubt, und auch bei Berücksichtigung verschiedener Kriterien läßt sich die weitere Entwicklung nicht mit Sicherheit festlegen.

Für den behandelnden Arzt ergibt sich somit immer ein Entscheidungsspielraum, in dem individuelle Umstände zu berücksichtigen sind.

Prognostisch günstige neurologische Kriterien:
- Die Hirnstammfunktionen kehren innerhalb der ersten 3 Tage zurück.
- Die höheren kortikalen Funktionen (verständliche Verbalisation, gezielte motorische Schmerzabwehr) kehren innerhalb der 1. Woche zurück.

Prognostisch ungünstige neurologische Kriterien:
- Umfangreiche und schwere Störungen der Hirnstammfunktionen,
- Verschlechterung der neurologischen Untersuchungsparameter nach anfänglicher Besserung,
- über 2–3 Wochen bestehendes apallisches Syndrom.

Das EEG kann zur Stellung der Prognose beitragen, erfordert jedoch einen auf diesem Gebiet sehr erfahrenen Untersucher.

Wichtig:
- Die korrekte neurologische Untersuchung setzt Erfahrung voraus.
- Die genannten Kriterien zur Prognose treffen nicht zu für Patienten mit traumatisch verursachtem Koma.

Pognostische Anhaltswerte des zu erwartenden Behandlungserfolgs: Die in den folgenden Übersichten angegebenen Prozentzahlen stellen das Behandlungsergebnis der größten Prospektivstudie bei nichttraumatischem Koma dar (Levy 1981).

Diese Prozentwerte können als Schätzwerte für die Prognose im Individualfall an den genannten Tagen verwendet werden. Die diagnostischen Tests basieren auf dem auf S. 144 aufgeführten Untersuchungsbogen.

Prognose nach hypoxischer Hirnschädigung   155

Prognostische Einschätzung des zu erwartenden Behandlungsergebnisses innerhalb des 1. Jahres. (Mod. nach Levy et al. 1981; *n* Anzahl der erfaßten Patienten)

Prognose am 1. Tag nach Beginn des Komas (n = 387)

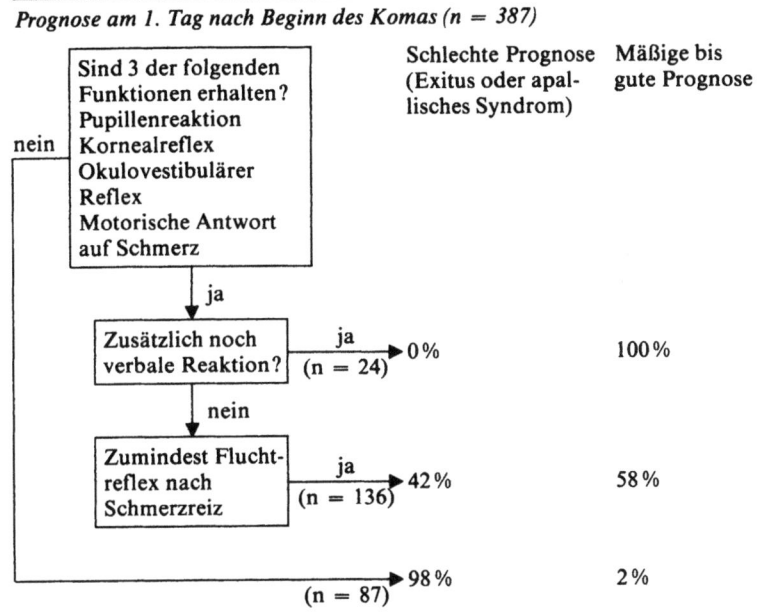

Prognose am 3. Tag nach Beginn des Komas (n = 261)

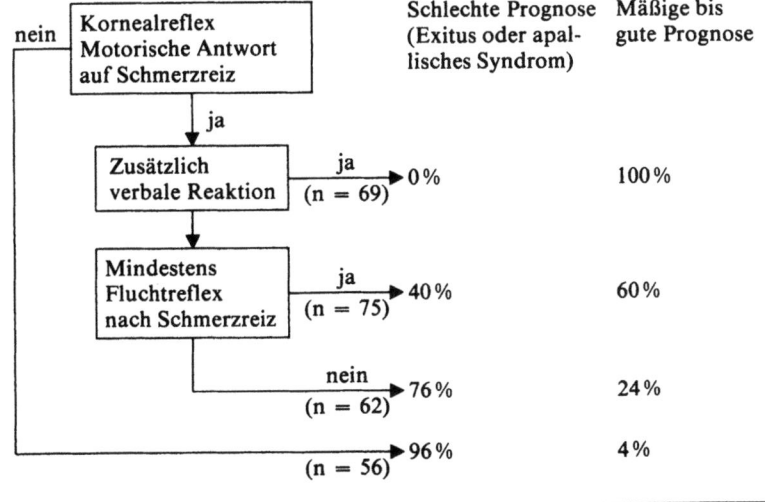

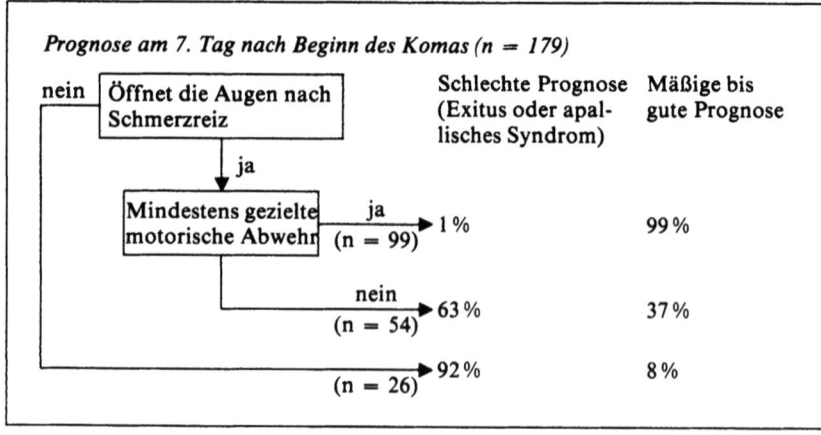

Kriterien des Hirntodes: Die Festlegung des Hirntodes, also des vollständigen und irreversiblen Zusammenbruchs der Gesamtfunktion des Gehirns bei noch erhaltener Kreislauffunktion im übrigen Körper, zieht erhebliche Konsequenzen nach sich.

Die Diagnosestellung sollte heute nach einem standardisierten Vorgehen erfolgen, welches in der Stellungnahme des wissenschaftlichen Beirats (1986) der deutschen Ärztekammer festgelegt wurde.

Danach müssen 2 Untersucher unabhängig voneinander die Diagnose stellen.

Die Feststellung des Hirntodes umfaßt 3 Schritte:

1. Sicherung der Voraussetzungen
   a) Es muß eine primäre (z. B. Schädelhirntrauma) oder sekundäre (z. B. anoxische) Hirnschädigung vorliegen.
   b) Folgende Umstände müssen ausgeschlossen werden:
      – Intoxikation,
      – neuromuskuläre Blockade,
      – primäre Unterkühlung,
      – Kreislaufschock,
      – endokrines oder metabolisches Koma.

Sind diese Voraussetzungen nicht gegeben, so darf eine Hirntodfeststellung allein aufgrund klinischer Kriterien nicht erfolgen oder es müssen ggf. geeignete Zusatzuntersuchungen durchgeführt werden.

2. *Nachweis des Verlusts der Hirnfunktion.* Folgende klinische Kriterien müssen erfüllt sein:

a) Koma,
b) Ausfall der Spontanatmung (vor Abnahme des Beatmungsgerätes sollte mit reinem Sauerstoff beatmet werden),
c) Lichtstarre beider (mindestens mittelweiter) Pupillen; Cave: Mydriatikum!,
d) Fehlen des okulozephalen Reflexes,
e) Fehlen des Kornealreflexes,
f) Fehlen von Reaktionen auf Schmerzreize im Trigeminusbereich (Bulbusdruck),
g) Fehlen des Pharyngeal-Trachealreflexes (bei Rütteln am Tubus).

3. *Feststellung der Irreversibilität des Hirnfunktionsverlusts.* Wenn die unter 2. genannten Ausfälle vorliegen, ist eine weitere Beobachtungszeit erforderlich.

Bei Erwachsenen und älteren Kindern:
- 12 h (bei primärer Hirnschädigung, z. B. Hirntrauma),
- 3 Tage (bei sekundärer Hirnschädigung, z. B. anoxische Hirnschädigung).

Bei Säuglingen und Kindern bis zum 2. Lebensjahr:
- 24 h (bei primärer Hirnschädigung).

Merke: Sind die Bedingungen 1–3 erfüllt, so ist der Hirntod festgestellt. Alle medizinischen oder juristischen Zweifel an der Diagnose sind damit hinfällig.

Die Wartezeit bis zur Feststellung der Irreversibilität des Hirnfunktionsverlusts kann durch *Ableitung eines Elektroenzephalogramms* verkürzt werden.

Falls eine Apnoe und ein Funktionsverlust des Hirnstamms vorliegt, beweist auch ein Nullinien-EEG über 30 min die Irreversibilität des Hirnfunktionsverlusts.[1]

Unter besonderen Bedingungen können auch die akustisch evozierten Hirnstammpotentiale oder die Doppler-Sonographie zur Feststellung der Irreversibilität herangezogen werden.

---

[1] Die Deutsche EEG-Gesellschaft empfiehlt die 2malige Ableitung über 30 min im Abstand von 6 h.

Falls eine zur Klärung der Art der Hirnschädigung angefertigte beidseitige zerebrale Angiographie bei ausreichendem Systemblutdruck vorliegt und diese einen zerebralen Zirkulationsstillstand beweist, so kann ebenfalls der Hirntod ohne weitere Beobachtungszeit festgestellt werden.

15 Organisation der CPR

Eine erfolgreiche CPR in der Klinik, in der Praxis, auf der Straße oder im Wohnhaus ist nur bei guter Organisation möglich.

15.1 CPR in der Klinik

Klares Behandlungsschema und regelmäßige Fortbildung: In jeder Klinik oder Praxis muß ein festes Behandlungsschema des Herz-Kreislauf-Stillstands vorhanden sein, das dem gesamten Personal bekannt ist und in schriftlicher Form an wichtigen Knotenpunkten (Schwesternzimmer, Notaufnahme, Intensivstation, Operationssaal usw.) in Form von einprägsamen Merktafeln ausgehängt ist. Die wesentlichen Inhalte dieses Behandlungsschemas müssen in regelmäßigen Abständen in Form von Vorträgen und praktischen Übungen immer wieder wiederholt werden, damit sie im Notfall verfügbar sind.

Die Aufgaben bei einer Reanimation müssen klar aufgeteilt sein. Eine Person muß Protokoll führen. Der mit Reanimationsmaßnahmen am besten vertraute Arzt übernimmt die Leitung. Er bestimmt die Medikamente, die verabfolgt werden, überwacht die Effektivität der Reanimationsmaßnahmen und gibt die entsprechenden Anweisungen. Die Anwesenheit von zu vielen Helfern kann ebenso nachteilig sein wie zu wenige Helfer. Deshalb sind alle Anwesenden, die nicht benötigt werden, wegzuschicken.

Nur so ist es möglich, ein unkoordiniertes und kopfloses Vorgehen bei Vergeudung wertvoller Zeit zu vermeiden.

Auch Schwestern sollten für die Defibrillation ausgebildet und trainiert sein und diese auch selbständig durchführen können.

Fester Alarmplan: Wegen der großen Bedeutung des Zeitfaktors muß zumindest in großen Kliniken ein Alarmplan existieren, der festlegt, wer wann und wie herbeigerufen werden kann.

Auf den Intensivstationen sollte ein Telefon für Notfälle innerhalb des Krankenhauses freigehalten werden („rotes Telefon").

Notfallkoffer: An den wichtigen Knotenpunkten einer Klinik sollten Notfallkoffer mit dem notwendigen Instrumentarium und den Medikamenten für die Reanimation bereitstehen. Damit jeder Arzt sich im Notfallkoffer zurechtfindet, ist es notwendig, daß die Notfallkoffer in einer Klinik nach dem gleichen Schema eingerichtet sind.

15.2 CPR außerhalb der Klinik

Durch einen plötzlichen Herztod sterben 10mal mehr Menschen als durch Verkehrsunfälle; ⅔ der Todesfälle an koronarer Herzkrankheit ereignen sich außerhalb des Krankenhauses infolge von Rhythmusstörungen.

Um dem plötzlichen Herztod erfolgreich begegnen zu können, ist es notwendig, die Möglichkeit der präklinischen Reanimation gut zu organisieren. Die hierzu nowendigen Voraussetzungen sind unten zusammengefaßt.

Zunächst ist es notwendig, daß ein zufälliger Zeuge („Laie") eines Kreislaufzusammenbruchs mit den notwendigen Basismaßnahmen unverzüglich beginnt und das Rettungssystem mit ausreichenden Angaben alarmiert.

Die begonnenen Basismaßnahmen müssen innerhalb von einigen Minuten (8 min) durch qualifiziertes Personal fortgeführt und durch die definitive ärztliche Therapie ergänzt werden, um möglichst große Chancen für eine erfolgreiche Reanimation zu erhalten.

Organisatorische Voraussetzungen der außerklinischen Reanimation

1. Verkürzung der Zeitspanne vom Herz-Kreislauf-Stillstand bis zum Beginn der Basismaßnahmen bzw. der erweiterten Therapie:
   – Laienreanimation,
   – Verkürzung der Anfahrtszeiten für das qualifizierte Rettungssystem (größere Dichte der Notarztwagenstützpunkte, gute Ausrückbedingungen, gut sichtbare Hausnummern),
   – einfach ausführbare Alarmierung des Rettungsteams.
2. Reanimationskurse mit regelmäßigen Wiederholungen für alle Ärzte und medizinisches Personal.
3. Hohe Qualifikation des Rettungsteams:
   – Rettungssanitäter,
   – Notärzte.

Laienreanimaion: Auch bei einem flächendeckenden Rettungsdienst wie in der Bundesrepublik Deutschland steht innerhalb der optimalen Wiederbelebungszeit von 3–6 min in der Regel kein qualifiziertes Reanimationsteam zur Verfügung. Eine entscheidende Verbesserung der Rettungskette kann deshalb nur durch die Stärkung ihres 1. Gliedes, des Ersthelfers, erfolgen. Der „Laie" als Ersthelfer muß die Zeitspanne bis zum Eintreffen des Rettungsdienstes durch die Basismaßnahmen überbrücken. Ferner ist eine rasche und aussagekräftige Alarmierung des Rettungssystems durch den Laien von entscheidender Bedeutung.

Mehrere wissenschaftliche Studien belegen in überzeugender Weise, daß die Überlebensrate nach Reanimation um ein Mehrfaches gesteigert werden kann, wenn Laien mit der Reanimation beginnen, statt das Eintreffen des ausgebildeten Personals abzuwarten. Die Zahl der ausgebildeten Laien ist in der BRD so gering, daß diese derzeit keine nennenswerte Rolle in der Rettungskette spielen: Es sind nur etwa 50% der Bevölkerung in erster Hilfe ausgebildet, und davon sehen sich nur etwa 15% in der Lage, bei Notfällen adäquate erste Hilfe zu leisten. Ausbildung in Herz-Lungen-Wiederbelebung ist in diesen Kursen nicht enthalten. Sie wird im Sonderlehrgang „Herz-Lungen-Wiederbelebung" (HLW) den Mitgliedern der großen Rettungsorganisationen und Angehörigen besonders gefährdeter Berufsgruppen (z. B. Elektriker) angeboten.

Einen beachtlichen Anteil an der Ausbildung von „Laien" in HLW hat die Deutsche Lebensrettungsgesellschaft (DLRG), die seit einigen Jahren alle Rettungsschwimmer in den Basismaßnahmen der Reanimation ausbildet.

In den USA ist die Breitenausbildung in den Basismaßnahmen der Renimation erheblich weiter fortgeschritten als z. B. in der BRD: Über 40 Mio. Amerikaner wurden in HLW ausgebildet, seit die American Heart Association 1974 die HLW-Ausbildung der breiten Öffentlichkeit zugänglich machte.

In den letzten Jahren ist die Notwendigkeit der Breitenausbildung in HLW auch in der BRD erkannt worden.

In mehreren Pilotprojekten werden derzeit Erfahrungen gesammelt und ausgewertet.

Die großen Rettungsorganisationen (z. B. DLRG, DRK, MHD, ASB) haben bereits begonnen, die Ausbildung von „Laien" in HLW zu übernehmen.

Weitere große Anstrengungen sind notwendig, um die Öffentlichkeit über die Möglichkeiten der Lebensrettung durch die einfachen Basismaßnahmen der Reanimation sowie über die Möglichkeit der Prävention aufzuklären.

Wenn es gelingt, HLW-Ausbildungsprogramme im Schulsystem zu verankern, könnte irgendwann der Großteil der Bevölkerung in HLW ausgebildet sein.

Juristische Aspekte der Breitenausbildung in der Herz-Lungen-Wiederbelebung (nach Weißauer 1986)

1. Grundsätzlich ist nach § 323 c StGB jeder im Rahmen seiner individuellen Kenntnisse und Fähigkeiten zur Hilfeleistung verpflichtet.
2. Jeder haftet nach dem Prinzip der Eigenverantwortung dafür, daß er bei der Hilfeleistung die entsprechende Sorgfalt beachtet. Dabei sind an Laien andere Sorgfaltsanforderungen zu stellen als an medizinisches Personal.
3. Aus haftungsrechtlichen Gründen ist es sinnvoll, im Rahmen der Ausbildung deutlich werden zu lassen, daß dem Ersthelfer mit dieser Ausbildung keinerlei ärztliche Kompetenzen übertragen werden, daß seine Tätigkeit nur eine Überbrückung der Zeit bis zum Eintreffen des Rettungsdienstes sein kann.
4. Wer eine Leistung übernimmt, die seine Fähigkeiten übersteigt, und dabei Schäden verursacht, setzt sich dem Vorwurf eines Übernahmeverschuldens aus. Da im Falle einer Notfallsituation die (Hilfe)leistung nicht freiwillig übernommen wird, kann nur dann von einem Übernahmeverschulden ausgegangen werden, wenn der Helfer erkennen konnte, daß ihm die nötigen Kenntnisse für die Behandlungsmaßnahmen fehlten.
5. Es ergeben sich für den Helfer also 2 rechtliche Risiken, von denen nach Abwägung das der unterlassenen Hilfeleistung das weitaus höhere sein dürfte. Wenn unsere Rechtsordnung jeden verpflichtet, in Notsituationen zu helfen, dann können Laien schwerlich dafür belangt werden, daß sie im besten Willen evtl. etwas Falsches tun.
6. Ein anderer Ansatzpunkt ergibt sich aus § 680 BGB. Da der Ersthelfer in der Regel ohne Aufforderung durch den Patienten oder einen Vertreter tätig wird, handelt er als Geschäftsführer ohne Auftrag. Seine Haftung ist dann auf Vorsatz und grobe Fahrlässigkeit beschränkt.
7. In dem ausgeführten Rahmen ist auch die Herz-Lungen-Wiederbelebung zu sehen. Die Frage, ob Laien in den Maßnahmen der CPR ausgebildet werden sollten, ist primär kein juristisches, sondern ein medizinisches Problem.

Anfahrtszeiten: In der BRD wird durch die Rettungsgesetze der Bundesländer garantiert, daß an jedem Notfallort nach 8–15 min ein Rettungsmittel eintrifft. 1985 war der Rettungsdienst in 81% aller Notfälle spätestens 10 min nach Eingang der Notfallmeldung am Einsatzort. Bei Herz-Kreislauf-Stillstand ist dies für einen endgültigen Reanimationserfolg in der Regel zu lang, wenn die Zeitspanne bis zum Eintreffen des Rettungsdienstes nicht durch Zeugen des Notfalls („Laien") überbrückt wird.

Zur Anfahrtszeit kommen die schwer kalkulierbare Zeit bis zur Alarmierung und die Ausrückzeit (die Zeit vom Eintreffen der Notfallmeldung bis zur Abfahrt des Rettungs- oder Notarztwagens) noch hinzu.

Da das Netz der Rettungswachen größer ist als das der Notarztstationen, sind Rettungssanitäter in der Regel schneller am Unfallort als Notärzte. Daraus ergibt sich die Notwendigkeit eines guten Ausbildungsstandes in den Reanimationsmaßnahmen für Rettungssanitäter.

Um flächendeckend den Einsatz eines Notarztes bei lebensbedrohlichen Notfällen zu gewährleisten, sind 2 organisatorisch unterschiedliche Notarztsysteme entwickelt worden.

1. Stationssystem: Der Notarzt rückt zusammen mit den Rettungssanitätern im Notarztwagen (NAW) aus, der an einer Klinik oder an einer speziellen Wache stationiert ist. Der besondere Vorteil dieses System besteht darin, daß das Team aus Ärzten und Sanitätern während der einsatzfreien Zeit in der Klinik zusammenarbeiten und Fortbildung betreiben kann.

2. Rendez-vous-System: Der Notarzt kommt unabhängig vom Rettungswagen mit einem Notarzteinsatzfahrzeug (NEF) zum Notfallort. Sein Aufenthaltsort ist somit nicht an die Rettungswache gebunden und kann Klinik, Praxis oder Wohnung sein. Das NEF ist wie die Rettungswagen ausgestattet.

Dieses System hat sich im ländlichen Bereich und in mittleren Städten bewährt. Der Vorteil des Systems besteht in der größeren Flexibilität des Notarztes, der bei medizinisch nicht indizierten Einsätzen oder Fehleinsätzen für weitere Einsätze zur Verfügung steht bzw. den Einsatzort unabhängig von den Sanitätern verlassen kann.

Ausbildung von Ärzten und medizinischem Personal: Beim Ausbildungsstand von Ärzten und Pflegepersonal in Reanimation bestehen erhebliche Lücken.

Nach der Erhebung in der BRD von 1986 sind maximal 15% aller Ärzte und 10% des medizinischen Personals in der Lage, eine Reanimation suffizient durchzuführen.

Die vorhandenen Ansätze, regelmäßige Wiederholungskurse in Reanimationsmaßnahmen für Ärzte und medizinisches Personal anzubieten, müssen intensiviert werden.

Qualifikation des Rettungsteams: Das Personal im Rettungsdienst besteht in der BRD auch heute noch zu einem großen Teil aus ehrenamtlichen Helfern der Rettungsorganisationen ohne qualifizierte Ausbildung und Training.

Hauptberufliche Rettungssanitäter haben in der Regel eine Ausbildung von 250 Stunden absolviert. Um den hohen praktischen Anforderungen zu genügen, ist gerade in der CPR regelmäßige Fortbildung und Training notwendig.

Da die Rettungssanitäter häufig (zumindest beim Rendez-vous-System) früher am Notfallort sind als der Notarzt, ist zu fordern, daß die Sanitäter im Gebrauch eines Defibrillators ausgebildet werden.

16 Notfallkoffer

Jede Notfallausrüstung bildet zwangsläufig einen Kompromiß zwischen der Möglichkeit einer optimalen Versorgung am Notfallort und einer einigermaßen einfachen Handhabung.
Ein Notfallkoffer muß handlich bleiben.
Ziel der Behandlung am Notfallort ist nicht primär die endgültige Therapie, sondern die Beseitigung lebensbedrohlicher Zustände und die Herstellung der Transportfähigkeit des Patienten. Daraus ergeben sich für die Ausstattung des Notfallkoffers einige Grundsätze:

1. Der Inhalt des Notfallkoffers ist auf das zu beschränken, was bei schwerwiegenden akuten Notfällen tatsächlich benötigt wird.
2. Verbandsmaterial kann auf ein Minimum begrenzt werden. Die Instrumente, Geräte und Medikamente müssen nach funktionellen Gesichtspunkten übersichtlich angeordnet sein.

Prinzipiell kann die Notfallausrüstung in einem Koffer oder in einer Kofferkombination untergebracht werden. Jeder Arzt und das medizinische Personal sollten mit der Ausrüstung des Notfallkoffers vertraut sein und umgehen können. Eine teure, von der Industrie angebotene Kombination bietet zwar theoretisch mehr Möglichkeiten, die wichtigsten notfallmedizinischen Maßnahmen lassen sich jedoch auch mit einem einfachen und gut ausgestatteten Notfallkoffer durchführen. Es ist besser, wenige Geräte und Medikamente zu haben, als viele nicht einsetzen zu können. Vor allem bei der Auswahl der Medikamente ist eine klare Beschränkung notwendig. Der Arzt sollte möglichst nur die Medikamente anwenden, deren Handhabung und Dosierung er aus eigener Erfahrung kennt. So wird es z. B. nicht sinnvoll sein, gegen jede denkbare Vergiftung ein Antidot mitzuführen, dessen Anwendung man nicht kennt und das man im Notfall nicht gezielt einsetzen kann.
Es empfiehlt sich, die Medikamente besonders übersichtlich anzuordnen und evtl. nach Indikationen zu kennzeichnen, damit keine Verwechslungen vorkommen können.

Der Inhalt von Notfallkoffern ist in regelmäßigen Abständen zu überprüfen. Ein Austausch der Medikamente und Infusionslösungen ist nach 2 Jahren zu empfehlen. Hierzu ist es günstig, wenn auf einer Bestückungsliste oder direkt auf den Packungen oder Ampullen vermerkt ist, wann der Koffer mit den jeweiligen Medikamenten und Infusionslösungen bestückt wurde.

17 Medikamente

17.1 Kreislaufwirksame Medikamente

17.1.1 Sympathikomimetika

Adrenalin

Medikament	Suprarenin, Min-i-Jet; Amp. 1 ml = 1 mg.
Indikationen:	– Reanimation, – anaphylaktischer Schock, – evtl. Asthma bronchiale.
Applikation und Dosierung	
Initialdosis Reanimation:	Erwachsene 0,5–1,0 mg i.v. oder 1–2 mg intrabronchial (1:10 verdünnt in Aqua destillata). Säuglinge und Kinder 0,01–0,05 mg i.v. oder intrabronchial (1:10 verdünnt). Dosis nach 3–5 min wiederholen. Anaphylaktischer Schock: 0,1 mg (= 1 ml der auf 10 ml verdünnten Lösung). Erhaltungsdosis: 0,1–0,2 µg/kg·min (über Perfusor).
Wirkung:	Stimulation von α- und β-Rezeptoren. Bei höherer Dosis überwiegend α-Stimulation (Vasokonstriktion, z. B. Reanimation), bei niedriger Dosierung mehr β-Wirkung (positiv inotrope und positiv chronotrope Wirkung, Bronchodilatation). Wichtigste Wirkungen beim anaphylaktischen Schock: – Bronchialdilatation, – Hemmung der Freisetzung von Mediatorsubstanzen.
Nebenwirkungen:	– Tachykardie, – Rhythmusstörungen (maligne Tachyarrhythmien), – Vasokonstriktion der Nieren- und Mesenterialgefäße, – Anstieg des linksventrikulären Füllungsdrucks, – Zunahme des myokardialen Sauerstoffverbrauchs. – Bei Gabe der Erhaltungsdosis Hypokaliämie.

168 Medikamente

Besondere
Hinweise:
– Erstellen der Lösung:
1 Amp. enthält 1 mg. Diese wird auf 10 ml verdünnt, für intrabronchiale Anwendung in Wasser (Aqua destillata), sonst in physiologischer Kochsalzlösung.
1 ml der verdünnten Lösung (1:10) enthält dann 0,1 mg oder 100 µg.
– Bei Reanimation ist eine Verdünnung zur i.v.-Gabe nicht notwendig und zeitraubend. Beim anaphylaktischen Schock wird Adrenalin dagegen nur verdünnt angewandt.
– Die Dosierung von Adrenalin bei der Reanimation von Säuglingen und Kindern liegt bezogen auf das Körpergewicht höher als bei Erwachsenen.

Dopamin

Medikament:
Dopamin; Amp. 5 ml = 50 mg (Giulini),
Amp. 5 ml = 200 mg (Nattermann).

Indikationen:
– manifester Schock mit Hypotonie (systolischer Druck unter 80–90 mm Hg bzw. Mitteldruck unter 65 mm Hg);
– Nachbehandlung nach Reanimation oder nach anaphylaktischem Schock, bevorzugt bei Schock und gleichzeitiger Niereninsuffizienz;
– Beamtungstherapie mit Hypotonie und/oder Einschränkung der Urinausscheidung.
– Häufig in Kombination mit Dobutamin.

Applikation
und Dosierung:
Ausschließlich kontinuierliche i.v.-Infusion;
1–3 µg/kg·min (oder 70–200 µg/min) als niedrige Dosis, bei Bedarf Steigerung auf 3–10 µg/kg·min, selten Steigerung über 10 µg/kg·min.
Bei Kombinationstherapie mit Dobutamin wird die Dopamindosis eher niedrig gewählt (1–3, ggf. 5 µg/kg·min).

Wirkung:
Stimulation spezifischer dopaminerger Rezeptoren an Niere und Mesenterium, v. a. in niedriger Dosierung (1–3 µg/kg·min).
Bei mittlerer Dosierung (bis 10 µg/kg·min) überwiegende β_1-Stimulation, daher gute positiv inotrope Wirkung.
Über 10 µg/kg·min überwiegende α-Stimulation, somit Vasokonstriktion. Vor allem in niedrigen Dosisbereichen indirekte Wirkung über Noradrenalinfreisetzung (indirekte Rezeptorwirkung).

Nebenwirkungen:
– Anstieg der Herzfrequenz,
– Zunahme von Rhythmusstörungen,
– Steigerung des linksventrikulären Füllungsdrucks,
– Zunahme des myokardialen Sauerstoffverbrauchs,
– Anstieg des pulmonalen Gefäßwiderstands.

Kontraindikationen:
Hypertrophe Kardiomyopathie mit und ohne Ausflußbahnobstruktion (ist allerdings beim Notfall oft nicht bekannt), Hyperthyreose.

Besondere Hinweise:	– Voraussetzung zur Dopamingabe ist ausreichender Volumenersatz. – Wegen der vasokonstriktorischen Wirkung sollte Dopamin möglichst nicht über eine periphere Vene appliziert werden.

Dobutamin

Medikament:	Dobutrex (synthetisiertes Sympathikomimetikum), Dobutamin Giulini.
Indikationen:	– beginnende Herzinsuffizienz unterschiedlicher Genese (nach Operationen, bei akuten kardialen Erkrankungen); – Beatmungstherapie mit Hypotonie; Voraussetzung: Blutdruck etwa um 80–90 mm Hg systolisch oder Mitteldruck über 65 mm Hg. – Kombiation mit Dopamin möglich. – Bei manifestem Schock primär Gabe von Dopamin (vgl. Abb. 69).
Dosierung:	2,5–10 µg/kg·min je nach Wirkung; Erhaltungsdosis meist bei 5 µg/kg·min.

Wirkung:	– Durch Stimulation von β_1-Rezeptoren positiv inotrope Wirkung:
	  – Zunahme des HMV,
	  – Zunahme des Schlagvolumens (SV),
	– Senkung des linksventrikulären Füllungsdrucks und des peripheren Widerstands,
	– nur geringe Wirkung auf die Herzfrequenz,
	– mögliche Verbesserung der Koronarperfusion.

Nebenwirkungen:	– geringe Frequenzsteigerung, – Rhythmusstörungen bei hohen Dosierungen.
Besondere Hinweise:	Erstellen der Lösung: 1 Amp. (250 mg) wird in 10 ml Wasser gelöst (oder 50% Glukose) und auf 50 ml aufgefüllt, dann enthalten: 50 ml 250 mg, 1 ml 5 mg oder 5000 µg; 1 ml ist in 0,2 ml enthalten; Beispiel: Dosis 5 µg/kg KG·min (Patientengewicht 70 kg); hierfür werden 21 mg/h benötigt, dies entspricht einem Fluß von 4,2 ml/h (Perfusorspritze). Infusionslösung: 250 mg auf 250 ml/z. B. 5% Glukose 1 ml ≙ 1 mg ≙ 20 Trpf. (oder: 50 µg sind in 1 Trpf. enthalten); Beispiel: Dosis 5 µg/kg KG·min bei einem 70 kg schweren Patienten: 350 µg·min ≙ 7 Trpf./min ≙ 21 mal/h.

Der Beginn einer Therapie mit Dopamin und Dobutamin am Notfallort ist bei entsprechend kritischer Indikation vor einem längeren Transport sinnvoll. Allerdings müssen die Möglichkeiten der Überwachung (EKG, Blutdruck) und der exakten Dosierung (steuerbare Infusion, Perfusor) vorhanden sein.

170 Medikamente

Beachte: Katecholamine, Dopamin, Dobutamin, Adrenalin und Noradrenalin sollten nicht zusammen mit Natriumbicarbonat gegeben werden (Wirkungsabschwächung möglich).

Orciprenalin

Medikament:	Alupent; Amp. 1 ml = 0,5 mg.
Indikationen:	– bradykarde Rhythmusstörungen, die auf Ipratropiumbromid oder Atropin nicht ansprechen; – Situationen, wo ein (passagerer) Schrittmacher nicht gelegt werden kann.
Dosierung:	Initialdosis 0,5 mg langsam i.v.; Erhaltungsdosis 2,5–30 µg/min (je nach Wirkung).
Wirkung:	Stimulation der β_1- und geringfügig der β_2-Rezeptoren: positiv inotrop, positiv chronotrop, periphere Vasodilatation, Bronchodilatation.
Nebenwirkungen:	– Blutdruckabfall, – Tachykardie, – Arrhythmie, – Hypokaliämie.

Enoximone

Medikament:	Perfan i.v.
Indikationen:	Kurzzeittherapie der schweren Herzinsuffizienz, die auf die übliche Therapie (Glykoside, Diuretika, Vasodilatanzien) nicht ausreichend angesprochen hat; Herzinsuffizienz nach herzchirurgischen Eingriffen.
Kontraindikationen	Schwangerschaft, Stillzeit, obstruktive Kardiomyopathie, stenosierende Herzklappenerkrankungen, unbehandelte Hypovolämie, supraventrikuläre Tachyarrhythmie und ventrikuläres Aneurysma.
Dosierung:	0,5–1,0 mg/kg KG zu Beginn (12,5 mg/min), Wiederholung von 0,5 mg/kg KG nach ca. 30 min bis zu einer Dosis von 3,0 mg/kg KG, *oder* 90 µg/kg KG über 10–30 min, Erhaltungsdosis: 4- bis 8mal wiederholte Injektionen über 24 h, *oder* 5–20 µg/kg KG/min. Die Dosis richtet sich stets nach dem klinischen Erfolg und den Nebenwirkungen.

Kreislaufwirksame Medikamente 171

Wirkungs-mechanismus: ·	Hemmung der Phosphodiesterase IV mit Anstieg des zellulären cAMP-Spiegels, darüber positiv-inotrope Wirkung, gleichzeitig vasodilatierende Wirkung (Senkung von Vor- und Nachlast).
Nebenwirkungen:	Rhythmusstörungen, Blutdruckabfall, Kopfschmerzen, Übelkeit u.a.m., Thrombozytenabfall.
Hinweis:	Enoximone muß i.v. verabreicht werden, eine extravasale Injektion muß streng vermieden werden, daher möglichst über zentralliegenden Katheter.

17.1.2 Vasodilatanzien (Nitrate, Kalziumantagonisten)

Nitroglyzerin

Medikament:	Nitrolingual Perlinguanit u. a.
Indikationen:	– Angina pectoris, – akute Linksinsuffizienz (Lungenödem), – Hochdruckkrise.
Applikation und Dosierung:	– Spray: 1 Hub enthält ca. 0,4 mg Nitroglyzerin; Dosis: 2 Hub, evtl. Wiederholung nach 5 min. – Kapsel: 1 Kapsel enthält 0,8 mg Nitroglyzerin; Dosis: 1–2 Kapseln, zerbeißen, Kapsel ausspucken, Inhalt auf der Zunge zergehen lassen. – Infusion: Dosis 10–200 µg/min oder 1–3 (–6) mg/h i.v.
Wirkung:	– Senkung des venösen Blutangebotes, damit – Senkung des Füllungsdrucks des Herzens und – Verminderung der Herzarbeit, – Erweiterung der Herzkranzgefäße; – in höherer Dosierung Senkung des peripheren Widerstands.
Nebenwirkungen:	– Blutdruckabfall, – Kopfschmerz, – Übelkeit, – Brechreiz, – evtl. Herzfrequenzanstieg.
Besondere Hinweise:	– Bei Blutdruckabfall ggf. Kombination mit Katecholaminen (Dobutamin, Dopamin). – Bei Hypovolämie kontraindiziert.

Nifedipin

Medikament:	Adalat; Kaps.: 5 mg und 10 mg; Adalat pro infusione: 5 mg in 50 ml Lösung.
Indikationen:	– Sublingual bei Hochdruckkrise oder krisenhaft erhöhtem Blutdruck (z. Z. Mittel der ersten Wahl, da am Notfallort rasch und zuverlässig einzusetzen). In der Klinik auch i.v.-Gabe. – Angina pectoris, insbesondere instabile Form.
Applikation und Dosierung:	– Kaps.: 1–2 Kaps. (10–20 mg) eröffnen, Inhalt unter die Zunge geben. – Infusionslösung mit Spezialbesteck (lichtgeschützt). – i.v.: 10–20 µg/min unter Blutdruckkontrolle.
Wirkungseintritt:	Nach 3–5 min.
Wirkungsdauer:	10–30 min (Wirkungsmaximum).
Wirkungsmechanismus:	– Senkung des peripheren Widerstands bzw. Nachlastsenkung, – Erweiterung der Herzkranzgefäße mit Zunahme der koronaren Durchblutung.
Nebenwirkungen:	– Tachykardie, – Blutdruckabfall (überschießend), – Herzklopfen, – Kopfschmerz, – Flush (Gesichtsrötung).
Besondere Hinweise:	Vorteile von Nifedipin in der Notfallmedizin: 1. Möglichkeit der sublingualen Applikation, 2. geringe Nebenwirkungsrate.

Clonidin

Medikament:	Catapresan; Amp.: 1 ml = 0,15 mg.
Indikation:	Hochdruckkrise.
Dosierung:	0,075–0,3 mg langsam (über 5 min) i.v.
Wirkungseintritt:	nach 5–10 min.
Wirkungsdauer:	10–15 min.
Wirkungsmechanismus:	Stimulation von peripheren und v. a. zentralen α-Rezeptoren. Dadurch Abnahme der peripheren Sympathikusaktivität. Bei rascher parenteraler Applikation überwiegen zunächst die peripheren mimetischen Wirkungen, wodurch der Blutdruck für einige Minuten ansteigen kann.

Nebenwirkungen: – Primärer Blutdruckanstieg (etwa 50% der Fälle),
– Sedierung, die die Diagnose der Hochdruckenzephalopathie erschweren kann,
– Verminderung des Herzminutenvolumens (HMV) möglich.

Urapidil

Medikament: Ebrantil; Retardkaps.: 30/60/90 mg; Amp. zu 5/10 ml = 25/50 mg Urapidil. (Zusammensetzung 30:1/60:1/90:1).

Indikation: Hochdruckkrise; evtl. Nachlastsenkung bei Herzinsuffizienz (unter klinischen Bedingungen).

Kontraindikation: Hypotonie, Aortenisthmusstenose.

Dosierung: 12,5–25 mg langsam i.v., 2 mg/min, bis zu 200 mg i.v.

Wirkung: zentrale Hemmung der α-Rezeptoren, Nachlastsenkung bzw. Abnahme der peripheren Hemmung der postsynaptischen $α_1$-Rezeptoren, Abnahme des linksventrikulären Füllungsdrucks.

Nebenwirkungen: Tachykardie, Unruhe, Kopfschmerzen, Übelkeit, evtl. Arrhythmien.

Wechselwirkungen: α-Rezeptoren hemmende oder stimulierende Substanzen.

Antidot: Dihydroergotamin (Dihydergot).

17.1.3 Antiarrhythmika

Antiarrhythmika für die Notfallmedizin

– Bei ventrikulären Arrhythmien:
Lidocain, Propafenon, Ajmalin.
– Bei supraventrikulären Arrhythmien:
Verapamil, Digoxin, β-Blocker, evtl. Propafenon.
– Bei bradykarden Arrhythmien:
Atropin, Ipratropiumbromid, (Orciprenalin).

Lidocain (Ib-Antiarrhythmikum)

Medikament: Xylocain; Amp.: 5 ml der 2%-Lösung = 100 mg.

Indikationen: – Komplexe ventrikuläre Rhythmusstörungen,
– Nachbehandlung nach erfolgreicher Defibrillation wegen Kammerflimmern,
– Kammertachykardien,
– evtl. zur Arrhythmieprophylaxe bei Myokardinfarkt.

174 Medikamente

Dosierung:	– Initialdosis 50–100 mg i.v., evtl. Wiederholung nach 5 min; – Erhaltungsdosis 2–4 mg/min oder 20–60 µg/kg·min; – Dosisreduktion: bekannte Lebererkrankung, Schock, schwere Herzinsuffizienz.
Plasmaspiegel:	2–5µg/ml.
Halbwertszeit:	2 h.
Wirkungsort:	Ventrikel.
Wirkungsmechanismus:	Unterdrückung heterotoper Reizbildungszentren im His-Purkinje-System und in den Ventrikeln.
Nebenwirkungen:	– Zentralnervöse Symptome (Verwirrtheitszustand, Bewußtseinstrübung, Krampfanfall), – Bradykardie (evtl. AV-Block), – Hypotonie.

Propafenon (Ic-Antiarrhythmikum)

Medikament:	Rytmonorm; Amp.: 20 ml = 70 mg.
Indikationen:	– Komplexe ventrikuläre Rhythmusstörungen, – nach erfolgreicher Defibrillation bei Kammerflimmern, – supraventrikuläre Arrhythmien, – Tachykardie bei WPW-Syndrom, – tachykarde Arrhythmien, bei denen eine sichere Differenzierung in ventrikulär oder supraventrikulär nicht möglich ist.
Kontraindikationen:	– Bradykardie, – AV-Block II. und III. Grades.
Dosierung:	– Initialdosis 0,5–1 (–2) mg/kg KG i.v., evtl. Wiederholung nach 1–2 h. – Erhaltungsdosis 0,3–0,5 mg/min.
Plasmaspiegel:	0,5–1,5 µg/ml.
Wirkungsort:	Vorhof und Ventrikel.
Wirkungsmechanismus:	Hemmt alle Bereiche des Erregungsleitungssystems.
Halbwertszeit:	3–4 h.
Nebenwirkungen:	– Bradykardie, – AV-Überleitungsstörungen, – gastrointestinale Symptome, – Kopfschmerzen.
Hinweis:	– i.v.-Gabe nur unter EKG und Blutdrucküberwachung.

Ajmalin (1a-Antiarrhythmikum)

Medikament:	Gilurytmal; Amp.: 50 mg.
Indikation:	im Rahmen der Notfallmedizin v. a. supraventrikuläre Tachykardien bei Präexzitationssyndrom (z. B. WPW-Syndrom); auch ventrikuläre Arrhythmien, z. B. akuter Infarkt.
Dosierung:	– Initialdosis 25–50 mg i.v.; – Erhaltungsdosis 15 µg/kg KG · min, je nach Wirkung; – Tagesdosis 0,6 g.
Plasmaspiegel:	1–3 µg/ml.
Halbwertszeit:	(i.v.) 5–10 min.
Nebenwirkungen:	Übelkeit, Kopfschmerzen, AV-Blockierung; bei längerer oraler Therapie: Cholostase.

Verapamil (Klasse-4-Antiarrhythmikum)

Medikament:	Isoptin; Amp.: 2 ml = 5 mg.
Indikationen:	– Supraventrikuläre Tachykardien, – Vorhofflattern, – Präexzitationssyndrom.
Kontraindikationen:	– Hypotonie, – Bradykardie.
Dosierung:	– Initialdosis 5–10 mg i.v. oder 0,075–0,15 mg/kg i.v. in 2 min (1–10 mg/min). – Erhaltungsdosis 2(–5) µg/kg KG · min.
Wirkungsort:	AV-Knoten.
Wirkungsmechanismus:	Kalziumantagonist: selektive Hemmung des transmembranären Kalziumeinstroms – an den Automatiezentren des Sinus- und AV-Knotens, – am Myokard, – an der glatten Gefäßmuskulatur.
Halbwertszeit:	3–7 h.
Nebenwirkungen:	– Sinuatriale und AV-Blockierung, – Blutdruckabfall.
Besondere Hinweise:	– Bei supraventrikulären Tachykardien ist Verapamil Medikament der Wahl, wenn mechanische vagale Stimulation (z. B. Karotissinusdruck) nicht wirksam ist. – Beachte Differentialtherapie Digitalis! Nicht bei WPW-Syndrom.

- Nicht zusammen mit β-Blocker i.v. verabreichen!
- Langsame Injektion (2–3 min) und möglichst unter EKG-Kontrolle, da vorübergehend Bradykardien und Sinusstillstand möglich.

Digoxin

Medikament:	Novodigal; Amp.: 1 ml = 0,2 mg, 2 ml = 0,4 mg. Lanitop; Amp.: 2 ml = 0,2 mg.
Indikationen:	Supraventrikuläre Arrhythmien wie Vorhofflattern und Vorhofflimmern mit rascher Überleitung.
Kontraindikationen:	– Präexzitationssyndrom, – Digitalisüberdosierung, – Vorhofflattern mit Block.
Dosierung:	– Initialdosis 0,2–0,4 mg langsam i.v., evtl. als Kurzinfusion. – Erhaltungsdosis 0,2–0,3 mg/die i.v.
Plasmaspiegel:	0,8–2,0 ng/ml.
Nebenwirkungen:	– AV-Blockierung, – ventrikuläre Arrhythmie bei Überdosierung. – *Cave:* Gabe bei Vordigitalisierung.

Besondere Hinweise:

- Digitalis wird in der Notfallmedizin nur als Antiarrhythmikum benötigt. Als positiv-inotrope Substanzen sind die Katecholamine dem Digitalis überlegen. (Bei chronischer Herzinsuffizienz gilt Digitalis nach wie vor als Mittel der ersten Wahl.)
- Bei supraventrikulären Tachykardien ist Digoxin gegenüber Verapamil in folgenden Fällen vorzuziehen:
  - ältere Patienten mit Herzinsuffizienz und Lungenstauung,
  - Patienten mit chronischer β-Blockertherapie.

17.1.4 Parasympathikolytika

Atropin

Medikament:	Atropin; Amp.: 1 ml = 0,5/1,0/2,0 mg.
Indikationen:	bradykarde Arrhythmien wie Sinusbradykardie, AV-Block, passagere Asystolie.
Dosierung:	0,01–0,03 mg/kg oder 0,5–1,0 mg i.v.; Wiederholung (im Notfall bis zu 2 mg).
Wirkungsort:	– Sinusknoten, – AV-Knoten.

Kreislaufwirksame Medikamente 177

Wirkung:	Kompetitive Hemmung der Acetylcholinwirkungen; – Frequenzbeschleunigung im Sinusknoten, – beschleunigte Überleitung im AV-Knoten.
Nebenwirkungen:	– mögliches Überschießen des Sympathikus mit Arrhythmien, – Mundtrockenheit.
Besonderer *Hinweis:*	Die Gabe von weniger als 0,5 mg Atropin i.v. bewirkt häufig eine Verstärkung statt Besserung der Bradykardie (zentrale Vaguserregung mit peripherer Vagusblockade).

Ipratropiumbromid

Medikament:	Itrop; Amp.: 1 ml = 0,5 mg.
Indikationen:	– Bradykarde Arrhythmien, – AV-Block, – beobachtete Asystolie.
Dosierung:	0,5–1,0 mg i.v.; Wiederholung je nach Wirkung. Auch orale Therapie möglich.
Halbwertszeit:	3–4 h.
Wirkungsort:	– Sinusknoten, – AV-Knoten.
Wirkung:	Periphere Parasympathikolyse; – Frequenzbeschleunigung im Sinusknoten, – gesteigerte AV-Überleitung.
Nebenwirkungen:	Mundtrockenheit.
Besondere *Hinweise:*	Bei bradykarden Rhythmusstörungen werden Atropin und Itrop primär eingesetzt. Steigern diese Substanzen die Frequenz nicht ausreichend, kann Orciprenalin gegeben werden. Nach Möglichkeit sollte bald ein (passagerer) Schrittmacher zur weiteren Therapie gelegt werden.

Medikamente bei bradykarden Arrhythmien im Notfall:
Atropin, Ipratropium, Orciprenalin.

17.1.5 β-Rezeptorenblocker

Medikamente:	– z. B. Pindolol (Visken), Esmolol, Bisoprolol – Metoprolol (Lopresor, Beloc) u. a. mehr.
Indikation:	(im Rahmen des Notfalls) supraventrikuläre Tachykardien.

Dosierung:	z. B. 5 mg Metoprolol langsam i.v.
Wirkung:	– Hemmung der Sinusknotenfrequenz, – Hemmung der AV-Überleitung.
Nebenwirkungen:	– negativ-inotrope Wirkung, – evtl. Bronchospasmus, Bradykardie, Hypotonie.
Hinweis:	Gabe möglichst unter Kenntnis des EKG-Befundes. Für den Notfall sollte man nur *ein* β-Blockerpräparat verwenden, dessen Wirkung man aber kennt!

17.2 Diuretika

Furosemid

Medikament:	Lasix; Amp.: 2 ml ≙ 20 mg.
Indikationen:	– akute Herzinsuffizienz mit Ödemen, – Lungenödem, – Ödeme renaler oder hepatischer Genese, – Hochdruckkrise, – Überwässerung.
Kontraindikationen:	– Nierenversagen durch Hypovolämie (prärenal), – postrenales Abflußhindernis, – akutes Nierenversagen mit Anurie, – Coma hepaticum, – Hypokaliämie.
Dosierung:	20–40 mg i.v., ggf. Wiederholung.
Wirkungseintritt:	nach ca. 5 min (i.v.-Gabe).
Wirkungsdauer:	90–120 min (i.v.-Gabe).
Wirkungsmechanismus:	– Schleifendiuretikum mit Hemmung der Natriumrückresorption, – Steigerung der Nierendurchblutung, – Venodilatation (Vorlastsenkung).
Wechselwirkungen:	– Verstärkung der ototoxischen Wirkung von Aminoglykosiden und Cisplatin, – Interaktionen mit Indometacin, Antidiabetika.
Nebenwirkungen:	– Natrium- und Kaliumverlust bei längerer Anwendung, – Hämokonzentration bei zu rascher Ödemausschwemmung.
Besondere Hinweise:	Beim Lungenödem eher niedrige Dosis wählen, um eine überschießende Diurese mit nachfolgender intravasaler Hypovolämie zu vermeiden. Kombination mit Vasodilatatoren (z. B. Nitroglycerin beim Lungenödem oder Nifedipin bei der Hochdruckkrise).

17.3 Bronchial wirksame Medikamente

17.3.1 Theophylline

Medikamente:	z. B. Bronchoparat u. a.; Amp.: 10 ml = 240 mg (bzw. 200 mg).
Indikationen:	– Asthma bronchiale, – Status asthmaticus, – Lungenödem mit Bronchospastik.
Kontraindikationen:	– Tachyarrhythmie mit hoher Kammerfrequenz, – hypertrophe Kardiomyopathie, – frischer Infarkt, – Porphyrie.
Dosierung:	– 240 mg i.v. (langsam) bzw. 480 mg als Kurzinfusion, bis zu 960 mg/24 h. – Erhaltungsdosis: 0,3–0,6 mg/min oder 4–9 µg/kg·min oder 10–20 mg/kg/Tag.
Plasmaspiegel:	(therapeutisch) 8–20 mg/l.
Wirkung:	– Hemmung der Phosphodiesterase, – Anhebung des cAMP-Spiegels, – Bronchodilatation, – zentrale Atemstimulation, – positiv-inotrope Effekte auf Zwerchfell und Herz, – Steigerung der Nierendurchblutung, – mögliche Abnahme des peripheren Widerstands und der Vorlast.
Nebenwirkungen:	– Tachykardie, – Arrhythmien, – Blutdrucksenkung, – Unruhe, – Übelkeit.
Besondere Hinweise:	– Therapieführung in der Klinik mit Hilfe der Plasmaspiegel. – Frequenzsteigerung oft limitierend für die Therapie.

17.3.2 Sympathikomimetika

Zur Gruppe dieser Pharmaka gehören u. a.:
- Fenoterol (Berotec),
- Salbutamol (Sultanol),
- Terbutalin (Bricanyl),
- Reproterol (Bronchospasmin).

Für den Notfall sollte man 1–2 Präparate bereithalten.

Fenoterol

Medikament:	Berotec-Spray.
Indikationen:	– Asthma bronchiale, – Status asthmaticus, – evtl. Herzinsuffizienz mit Bronchospastik.
Dosierung:	1–2 Hub als Dosieraerosol; ggf. Wiederholung nach 15–20 min.
Wirkung:	– überwiegende β_2-Stimulation; – Bronchodilatation, – frequenzsteigernd, – positiv-inotrope Wirkung (β_1-Effekt), – periphere Widerstandssenkung, – tokolytische Wirkung.
Nebenwirkung:	selten Tachykardie.

Reproterol

Medikament:	Bronchospasmin; 1 ml Lösg. (Amp.): 0,09 mg.
Dosierung:	0,9 mg (1 Amp.) langsam i.v. (bei Erwachsenen) oder 1–2 µg/kg KG/h.
Hinweis:	Beim Status asthmaticus hilft gelegentlich auch die parenterale Gabe (Partusisten, Reproterol, Terbutalin (s.c.), Salbutamol), wenn per inhalationem keine Wirkung zu erzielen ist. Auf vorherigen übermäßigen Gebrauch des Dosieraerosols ist jedoch zu achten, insbesondere bei Kindern.

17.4 Analgetika

17.4.1 Opiate

Buprenorphin

Medikament:	Temgesic; Amp.: 1 ml = 0,3 mg Buprenorphin.
Indikation:	schwere und schwerste Schmerzzustände.
Dosierung:	0,15–0,3 mg langsam i.v. oder 0,216 mg als Tbl. sublingual.
Wirkungseintritt:	nach 10–15 min.
Wirkungsmaximum:	nach 45 min.
Wirkungsdauer:	6–8 h.
Wirkungsmechanismus:	zentral wirkende Schmerzdämpfung.

Nebenwirkungen:	– Atemdepression (Maximum nach 45 min), – Sedierung, – Miosis, – Übelkeit, Erbrechen, – Tonussteigerung der glatten Muskulatur.
Besondere *Hinweise:*	– BTM (nach Betäubungsmittelverschreibungsverordnung). – Bei Verdacht auf erhöhten Hirndruck und bei Atemdrepession oder schwerer Atemfunktionsstörung ist Zurückhaltung geboten. Die Möglichkeit zur Beatmung muß gegeben sein.

Pentazocin

Medikament:	Fortral (BTM); Amp.: 30 mg.
Indikation:	starke Schmerzzustände.
Kontraindikationen:	– Atemdepression bei fehlender Beatmungsmöglichkeit, – globale respiratorische Insuffizienz.
Dosierung:	15–30 mg i.v.
Wirkungsmechanismus:	zentrale Schmerzdämpfung.
Nebenwirkungen:	– Atemdepression, – Blutdruckanstieg, – Anstieg der Herzfrequenz, – Anstieg des pulmonalarteriellen Druckes, – Müdigkeit, Sedierung, – Kopfschmerzen, – Schwindel.
Besondere *Hinweise:*	Pentazocin kann als Opioidantagonist die analgetische Wirkung anderer Opiode teilweise aufheben. Naloxon vermag die Wirkung von Pentazocin aufzuheben. Aufgrund der hämodynamischen Wirkungen mit Erhöhung des myokardialen Sauerstoffverbrauchs beim akuten Myokardinfarkt nicht geeignet.

Morphinum hydrochloricum

Medikament:	Morphin (BTM); Amp.: 1 ml = 10 mg, (Morphin Merck).
Indikation:	– schwere Schmerzzustände, – akuter Myokardinfarkt, – Schmerzen und gleichzeitiges Lungenödem.
Kontraindikationen:	– Atemdepression bei fehlender Beatmungsmöglichkeit, – Koliken.

Applikation und Dosierung:	3–5–10 mg i.v. (langsam), Amp. auf 10 ml verdünnen!
Wirkungseintritt:	nach 3–5 min.
Wirkungsmaximum:	nach 10–20 min.
Wirkungsdauer:	3–5 h.
Wirkungsmechanismus:	– zentrale Schmerzdämpfung, – senkt die Vorlast (linksventrikulärer Füllungsdruck), – steigert den Tonus der glatten Muskulatur.
Nebenwirkungen:	– zentrale Atemdepression nach 5–10 min, – Sedierung, – Miosis, – Miktionsbeschwerden.
Besondere Hinweise:	geringe hämodynamische Beeinflussung, BTM!

Tramadol

Medikament:	Tramal; Amp.: 1 ml ≙ 50 mg, 2 ml ≙ 100 mg.
Indikation:	mittelstarke bis starke Schmerzzustände.
Kontraindikationen:	akute Intoxikationen mit Alkohol, Psychopharmaka, Barbituraten oder Analgetika.
Dosierung:	50–100 mg langsam i.v.
Wirkungseintritt:	nach 5–8 min.
Wirkungsmaximum:	nach 20 min.
Wirkungsdauer:	3–4 h.
Wirkungsmechanismus:	Opiatantagonist mit zentraler Schmerzdämpfung.
Nebenwirkungen:	– Sedierung, – Schwitzen, – Schwindel, – Übelkeit, – Erbrechen, – Mundtrockenheit.
Beondere Hinweise:	– Tramadol ist das einzige Opioid, das derzeit nicht zu den BTM-verschreibungspflichtigen Analgetika zählt. – Wichtig: Tramal hat keinen atemdepressiven Effekt, keine der üblichen Nebenwirkungen der Opioide. – Keine wesentliche Kreislaufwirkung.

Fentanyl

Medikament:	Fentanyl-Janssen (BTM); Amp.: 1 ml = 0,1 mg, 10 ml = 0,5 mg.
Indikation:	– starke Schmerzzustände, – Anästhesie.
Kontraindikationen:	– akute hepatische Porphyrie, – Atemdepression bei fehlender Beatmungsmöglichkeit.
Dosierung:	0,025–0,1 mg i.v. als Analgetikum.
Wirkungseintritt:	nach ca. 20 s.
Wirkungsdauer:	– hypnotisch 10 min, – analgetisch 20–30 min, – atemdepressiv 60–90 min.
Wirkungsmechanismus:	– als Opioid zentrale Schmerzdämpfung, – Schläfrigkeit, – Euphorie, Wohlbefinden, – kontinuierlicher dumpfer Schmerz wird besser gedämpft als schneidender Schmerz.
Nebenwirkungen:	– Atemdepression, – Bronchospasmen, – Bradykardie, – Übelkeit, Erbrechen, – Hypotonie, – Obstipation, – Miosis, – Miktionsbeschwerden.
Wechselwirkungen:	potenzierend zu Barbituraten und anderen Opioiden.
Besondere Hinweise:	häufig Kombination mit Dehydrobenzperidol (Thalamonal) zur Reduzierung der Nebenwirkungen; bei Anwendung muß Beatmungsmöglichkeit bestehen.

17.4.2 Parasympatholytika

Butylscopolaminiumbromid

Medikament:	Buscopan; Amp.: 1 ml = 20 mg.
Indikation:	Kolikartige Schmerzzustände (Koliken von Niere, Gallenblase oder Gallenwegen ausgehend).
Dosierung:	20 mg i.v.
Wirkungseintritt:	nach wenigen Minuten.

Wirkungsdauer:	20 min (Wirkungsmaximum).
Wirkungsmechanismus:	– Hemmung des Parasympathikus; – krampflösend, speziell der glatten Muskulatur
Nebenwirkungen:	(wie Atropin) – Tachykardie, – Mundtrockenheit, – Hemmung der Schweißsekretion, – Miktionsstörungen, – Glaukomauslösung, – Mydriasis.

17.4.3 Pyrazolonderivate

Medikament:	Novalgin.
Indikation:	schwere Schmerzzustände.
Kontraindikationen:	– akute hepatische Porphyrie, – Pyrazolonallergie, – strenge Indikation notwendig bei: Hypotonie oder Schock, Granulozytopenie, bei Säuglingen, Kleinkindern und Schwangeren.
Wirkung:	zentrale Schmerzdämpfung.
Nebenwirkungen:	Überempfindlichkeitsreaktionen (Hauterscheinungen, Agranulozytose, Schock, Blutdruckabfall).
Hinweis:	Die Wiederzulassung für spezielle Indikationen ist z. Z. im Bundesgesundheitsamt in Bearbeitung.

17.4.4 Sedativa vom Benzodiazepintyp

Diazepam

Medikament:	Valium; Amp.: 2 ml = 20 mg.
Indikationen:	– Sedierung, – Angst- und Unruhezustände, – akute Schmerzzustände (in Kombination mit Analgetika, z. B. Herzinfarkt), – Status epileptikus.
Dosierung:	5–20 mg i.v. bei epileptischem Anfall bis zu 60 mg. Kinder: 1 mg/kg KG i.v.
Wirkungsmechanismus:	– Zentrale Wirkung (anxiolytisch, sedierend, antikonvulsiv), – periphere Muskelrelaxation.

Nebenwirkungen: – Atemdepression,
– Blutdruckabfall,
– Mundtrockenheit,
– zerebrale Verwirrung.

17.4.5 Neuroleptika

Haloperidol

Medikament:	Haldol-Janssen; Amp.: 5 mg.
Indikation:	– Erregungszustände, – Entzugssyndrom (bei Entzug von Alkohol oder Drogen), – zerebral bedingte Erregungszustände.
Kontraindikationen:	– Blutdruckabfall, – Epilepsie, – Intoxikationen mit Barbituraten, Analgetika oder Sedativa, – Schwangerschaft.
Dosierung:	5–10 mg i.v.
Wirkung:	Hemmung der Erregung, des Antriebs, von Angstreaktionen.

Nebenwirkungen: – Blutdruckabfall,
– Provokation von epileptischen Anfällen,
– extrapyramidale Symptomatik.

17.5 Anästhetika und Muskelrelaxanzien

Thiopental

Medikament:	Trapanal; Ampullen oder Durchstechflaschen mit 0,5 oder 1,0 g Trockensubstanz; Herstellung der Injektionslösung mit 20 ml Aqua pro injectionem.
Indikationen:	– Narkoseeinleitung (Intubation), – zerebraler Krampfanfall, – Hirndrucksenkung.
Dosierung:	3–5 mg/kg KG i.v. (je nach Wirkung).
Wirkungseintritt:	Nach 10–30 s.
Wirkungsdauer:	5–15 min.
Wirkung:	– schnelles Einschlafen ohne Exzitation, – Aktivitätsverminderung des ZNS (besonders Formatio reticularis) – keine Analgesie.

Nebenwirkungen:	– Dämpfung des Atemzentrums bis zur Apnoe, – Kreislaufdepression, – Hautnekrosen bei versehentlicher paravenöser oder intraarterieller Injektion, – Bronchospasmus.
Besondere Hinweise:	– Thiopental darf nur angewandt werden, wenn die Möglichkeit zur Beatmung besteht. – Eine hirnprotektive Wirkung nach Reanimation besitzt Thiopental nicht.

Etomidat

Medikament:	Etomidat-Lipuro (Emulsion), Hypnomidate; Amp.: 10 ml = 20 mg.
Indikationen:	– Narkoseeinleitung, – Status epilepticus, – Hirndrucksenkung.
Kontraindikationen:	keine.
Dosierung:	0,3 mg/kg KG i.v.
Wirkungseintritt:	Nach 10 s.
Wirkungsdauer:	2–5 min.
Wirkung:	– Schlafinduktion, – antikonvulsive Wirkung, – *keine* Analgesie.
Nebenwirkungen und Probleme:	– Myoklonien, – Venenreizung und Schmerzen bei der Injektion (bei Etomidat-Lipuro selten), – chemische Inkompatibilität mit Katecholaminen.
Besondere Hinweise:	wie bei Thiopental.

Ketamine

Medikament:	Ketanest; Injektionsflaschen: 10 mg/ml (20 ml), 50 mg/ml (10 ml).
Dosierung:	0,5–1 mg/kg KG (i.v., Anästhesie); 0,25–0,5 mg/kg KG (i.v.) oder 0,5–1 mg/kg KG (i.m., Analgesie).
Indikation:	– Narkose, – z. B. Polytrauma, – Analgesie (Bergung, Transport).
Wirkungsdauer:	Nachinjektionen können nach etwa 10–15 min erforderlich werden.
Wirkung:	– Dissoziative Anästhesie, – Analgesie.

Anästhetika und Muskelrelaxanzien 187

Nebenwirkungen:	– Blutdruck- und Pulsanstieg, – Anstieg des intrakraniellen Drucks bei höherer Dosierung, – Anstieg des pulmonalarteriellen Drucks bei höherer Dosierung, – verstärkte Salivation.
Besondere Hinweise:	– Bei der niedrigen Dosierung zur Analgesie ist das Bewußtsein i. allg. gering beeinflußt. – Der Anstieg des ICP kann durch die zusätzliche Gabe von Benzodiazepinen vermieden werden. – Die verstärkte Salivation ist durch Atropin (0,5–1 mg) zu vermeiden. – Um die Folgen der zentralen Stimulation zu vermindern, ist grundsätzlich die Kombination mit Benzodiazepinen (z. B. Valium) anzuraten.

Succinylcholin

Medikamente:	Lysthenon, Pantolax.
Dosierung:	1–2 mg/kg KG i.v.
Indikationen:	– Rasch einsetzende, kurzzeitige Muskelrelaxation, – Intubation.
Wirkungseintritt:	Nach 30 s.
Wirkungsdauer:	ca. 5 min.
Wirkungsmechanismus:	Depolarisationsblock.
Nebenwirkungen und Probleme:	– Sinusbradykardie bis zur Asystolie, – ventrikuläre Arrhythmien.
Besondere Hinweise:	– Die Arrhythmien treten besonders bei Kindern und Hypoxie auf. – Durch Atropin können sie verhindert oder beseitigt werden. – Bei Notfallpatienten ist immer ein voller Magen anzunehmen. Die Vorinjektion eines nichtdepolarisierenden Relaxans (z. B. d-Tubocurarin, Vecuronium) in niedriger Dosis ist deshalb vor einer „Blitzintubation" notwendig, um eine Erhöhung des intragastrischen Drucks zu vermeiden.

Vecuronium

Medikament:	Norcuronium.
Indikationen:	– Kurzzeitige Relaxation (Transport, Umlagerung, Vermeidung von Husten und Pressen bei Schädel-Hirn-Trauma, Abdominaltrauma, Thoraxtrauma), – Gabe vor Succinylcholin zur Intubation.

188 Medikamente

Dosierung:	0,05–0,1 mg/kg KG.
Wirkungseintritt:	nach 2–3 min.
Wirkungsdauer:	20–30 min (dosisabhängig).
Nebenwirkungen:	keine.
Besondere Hinweise:	– Das Auflösen der Trockensubstanz am Notfallort ist unter Umständen schwierig. – Zur Intubation von nicht-nüchternen Patienten ist Norcuronium ungeeignet, da der Wirkungseintritt zu langsam ist.

17.6 Antiallergika

17.6.1 Antihistaminika (H_1-Blocker)

Clemastin

Medikament:	Tavegil; Ampulle: 5 ml = 2 mg.
Indikationen:	– allergische Reaktionen, – anaphylaktischer Schock, – Prophylaxe von Kontrastmittelzwischenfällen (zusammen mit H_2-Antagonisten).
Kontraindikationen:	keine für die Notfallmedizin.
Dosierung:	2–3 mg i.v.
Wirkungsmechanismus:	Kompetitive Hemmung der Histaminwirkung am Rezeptor (H_1-Antagonist).
Nebenwirkungen:	Müdigkeit, Schwindel, Mundtrockenheit.
Hinweis:	Bei anaphylaktischem Schock Gabe erst *nach* Adrenalin und Kortison.
Weiteres Präparat:	Dimetindenmaleat (Fenistil).

17.7 Kortikoide

Prednisolon

Medikamente:	Solu-Decortin-H, Ultracorten H „wasserlöslich", Methylprednisolon (Urbason solubile).
Indikationen:	– anaphylaktischer Schock, – sonstige schwere akute allergische Reaktionen, – Status asthmaticus (neben anderen Medikamenten).
Kontraindikationen:	im Notfall keine, sonst s. entsprechende Therapiebücher.

Dosierung:	In Notfallsituationen 20–250 mg Prednisolonäquivalent, in der Regel 100 oder 250 mg.
Wirkung:	– Antiphlogistisch, – zellmembranstabilisierend, – hemmend auf Mediatoren, – reaktivierend für β-Rezeptoren.
Nebenwirkungen:	im Notfall zu vernachlässigen; zu beachten sind akute entzündliche Prozesse, Glaukom, Diabetes mellitus.
Hinweis:	Kortikoide wirken im Notfall nicht sofort, sondern frühestens nach 10–20 min (maximale Wirkung erst nach Stunden).

Dexamethason

Medikament:	Fortecortin; Amp. (auch als Fertigspritzen): 1 ml ≙ 4 mg, 2 ml ≙ 8 mg, 5 ml ≙ 40 mg, 10 ml ≙ 100 mg.
Indikationen:	– akute allergische Erkrankungen, – anaphylaktischer Schock, – Behandlung oder Prophylaxe des Hirnödems, Apoplex.
Dosierung:	40 oder 100 mg i.v., anschließend 4–8 mg i.v. in 2- bis 4stündigen Abständen bis zu 8 Tagen.

Übrige Angaben wie Prednisolon.

Besondere Hinweise:	– Als Fertigspritze einfache und rasche Handhabung. – Eine sichere Prophylaxe des Hirnödems ist beim Schädel-Hirn-Trauma bisher noch nicht belegt. Dexamethason wird jedoch allgemein empfohlen. – Eine hochdosierte Gabe von Kortikoiden wird bei der CPR von einigen Autoren empfohlen. – Beim anaphylaktischen Schock ist eine positive Wirkung belegt. Die Applikation erfolgt hierbei nach Adrenalin. Zu den übrigen Schockformen, auch zum septischen Schock, stehen entsprechende Untersuchungen noch aus.

Dexamethason-Spray

Medikament:	Auxiloson-Spray.
Indikation:	Lungenreizstoffvergiftungen.
Applikation und Dosierung:	Dosieraerosol zur Inhalation. 4 Hübe (ca. 0,5 mg) am Unfallort, danach alle 3 min 1 Hub, bis Packung leer ist. Anschließend über 3 Tage: stündlich 1 Hub.
Wirkungseintritt:	nach 4–5 h.

17.8 Zentral wirksame Anticholinergika

Biperiden

Wirkung:	Minderung der entzündlich-destruktiven Reaktionen nach Inhalationsschäden.
Besondere Hinweise:	Behandlungsbeginn so früh wie möglich; zusätzlich Prednisolon oder Dexamethason i.v.

Medikament:	Akineton.
Indikationen:	– M. Parkinson, – extrapyramidale Symptome bei Schädel-Hirn-Trauma oder medikamentös bedingt, – Trigeminusneuralgie, – Nikotinintoxikation, – Intoxikationen durch organische Phosphatverbindungen.
Kontraindikationen:	– Glaukom, – Stenosen im Magen-Darm-Bereich, – Megakolon.
Dosierung:	2mal ½ Tbl., steigernd bis maximal 2 Tbl. 3- bis 4mal; ggf. 2,5–5 mg i.m. oder langsam i.v.
Wirkungsmechanismus:	anticholinergische Wirkung mit zentralem Angriffspunkt.
Nebenwirkungen:	– Mundtrockenheit, – Akkommodationsstörungen, – Müdigkeit, – Schwindel, – Palpitationen, – Blutdrucksenkung bei i.v.-Gabe.
Wechselwirkungen:	mit Chinidin, trizyklischen Antidepressiva (Verstärkung zentralnervöser Symptome), Alkohol.
Intoxikation:	Bild wie bei Atropinvergiftung. Antidot: Cholinesterasehemmer (Physostigmin), Intensivbehandlung.

17.9 Infusionslösungen

17.9.1 Plasmaersatzlösungen

Hydroxyäthylstärke

Medikament:	Haes-Steril (6%).
Molekulargewicht:	200 000.
Hydroxyäthylierungsgrad:	0,5.

Infusionslösungen 191

Indikationen:	– Volumenmangel, – septischer Schock, – Volumenmangel bei sonstigen Schockformen.
Kontraindikationen:	– Hypervolämie, – Hyperhydratation, – schwere Herzinsuffizienz, – Niereninsuffizienz, – Vorsicht bei hämorrhagischen Diathesen.
Dosierung:	je nach Volumenbedarf 1000–1500 ml. Maximale Tagesdosis: 20 ml/kg KG. Halbwertszeit: ca. 3–4 h.
Wirkung:	Steigerung des zirkulierenden Blutvolumens, Volumenstabilisierung ca. 3–4 h.

17.9.2 Kristalloide Lösungen

Ringer-Laktat (130 mmol Na^+; 5,4 mmol K^+; 1,85 mmol Ca^{2+}; 111,7 mmol Cl^-; 27,2 mmol Laktat)

Indikationen:	– zur Flüssigkeitsbilanzierung als Vollelektrolytlösung, – zur Substitution oder zum „Offenhalten" von Infusionsleitungen. – Coma diabeticum.
Kontraindikationen	Hyperhydratation.
Dosierung:	je nach Bedarf.
Hinweis:	Zum Volumenersatz nicht optimal geeignet, nur Not„lösung".

17.9.3 Sonstige Lösungen

Glukose 40% – Amp.

$NaHCO_3$ (Natriumbikarbonat)

Indikation:	metabolische Azidose.
Kontraindikation:	Alkalose.
Dosierung:	in der Notfallmedizin ohne Kenntnis des Säure-Basen-Haushaltes: 100 mmol, d. h. 100 ml der 8,4%igen Lösung. Die kleinste Flasche enthält 250 ml! Bei Infusion Markierung setzen!
Besser:	Inj.-Flasche 100 ml oder Ampulle 20 ml.
Wirkung:	Bikarbonat bindet Wasserstoffionen unter Bildung von CO_2.
Nebenwirkungen:	– Hypernatriämie, – Zunahme der Osmolalität, – Verstärkung der intrazellulären Azidose.

192 Medikamente

Hinweis: Bei Bikarbonatgabe für ausreichende Ventilation sorgen! Gabe bei Reanimation nur bei länger bestehendem Herz-Kreislauf-Stillstand (z. B. nach >4–6 min).

KCl-Amp. (1 Amp. = 20 ml = 1,48 g K^+)

Indikation:	Kaliummangel.
Kontraindikationen:	– Anurie, – Hyperkaliämie, – Niereninsuffizienz.
Dosierung:	nur verdünnt als Zusatz zu Infusionslösungen (20–25 mmol/h).
Wirkungen:	– Anhebung des Kaliumspiegels, – Verstärkung einer antiarrhythmischen Wirkung bei Hypokaliämie.
Nebenwirkung:	Hyperkaliämie.

17.10 Antikoagulanzien

Heparin

Medikament:	Liquemin, Calciparin u. a.
Indikationen:	– akute Embolie, – akute Thrombosen, – akuter Myokardinfarkt.
Kontraindikationen:	– hämorrhagische Diathese, – schwerer Hochdruck, – Magen-Darm-Ulzera, – floride oder subakute Endokarditis, – in den ersten Tagen nach größeren Operationen, – Vorsicht nach Angiographien.
Dosierung:	– bei akuten Erkrankungen 5000–10000 E i.v. initial (evtl. bis zu 25000 E i.v.), – als Dauertherapie 20000–30000 E/24 h je nach Thrombinzeit.
Wirkungsmechanismus:	Hemmung von Thromboplastin und Thrombin.
Nebenwirkungen:	allergische und anaphylaktische Reaktionen (Überprüfung durch Bestimmung der Thrombozytenzahl).
Wechselwirkungen:	mit Vitamin B_1, Azetylsalizylsäure, Kumarinen.
Überdosierung:	Antidot: Protaminsulfat.

17.11 Antidote

Im Rahmen der Reanimation sind akzidentelle oder suizidale Intoxikationen selten, jedoch sind die nachfolgenden Antidote bereit zu halten.

Antidot	Indikation	Hersteller
Auxiloson-Dosier-Aerosol oder Sanasthmyl-Dosier-Aerosol	Reizgasvergiftung	Thomae Glaxo
Atropin (100 mg)	Alkylphosphate	Thilo
Azetylzystein	Paracetamol	Lappe
Bentonit (Tonerde)	Paraquat	Roth
Calcium	Flußsäure	Sandoz
Anexate	Intoxikation mit Benzodiazepinen, Aufhebung der Midazolam-Wirkung	Roche
Toxogonin	Alkylphosphate	Merck
4-DMAP-Ampullen	HCN (Blausäure), KCN, H_2S	Köhler-Chemie
Natriumthiosulfat	HCN, KCN, H_2S	Köhler-Chemie
Physostigmin	Atropin	Anticholium: Köhler-Chemie
Naloxon	Opiate	Narcanti: Winthrop
Toluidinblau	Anilin, Chromate, DMAP, Nitrit	Köhler-Chemie
Diazepam	LSD, Amphetamine	Roche

Bereit zu halten sind ggf. auch einige unspezifische Mittel wie
- Paraffinöl,
- SAB-simplex,
- Kohlekompretten,
- Apomorphin,
- (wichtig:) Isogutt-Augenspülflasche,
- Chibro-Kerakain.

Literaturverzeichnis

Ahnefeld FW, Dick W, Kilian I (Hrsg) (1986) Notfallmedizin. Springer, Berlin Heidelberg New York Tokyo
Ahnefeld FW, Lindner KH, Lotz P, Rossi R (1987) Kardiopulmonale Reanimation (CPR). Wiss. Verlags GmbH, Stuttgart
AHA – American Heart Association (1980) Standards and guidelines for cardiopulmonary resuscitation (CPR) and emergency cardiac care (ECC). J Am Med Assoc 244: 453–508
AHA – American Heart Association (1986) Standards and guidelines for cardiopulmonary resuscitation (CPR) and emergency cardiac care (ECC). J Am Med Assoc 255: 2841–3044
AHA – American Heart Association (1990) Guidelines for the early management of patients with acute myocardial infarction. Circulation 82: 664–707
AHA – American Heart Association (1992) Guidelines for cardiopulmonary resuscitation and emergency cardiac care. JAMA 268: 2171–2302
Arntz H-R, Dick W, Diehl P, Gutsch W, Kanz H-G, Mauer D, Schneider T (1993) Empfehlungen zur Einführung eines Frühdefibrillationsprogrammes für qualifiziertes nichtärztliches Personal. Notfallmedizin 19: 229–231
Burchardi H (Hrsg) (1981) Akute Notfälle. Thieme, Stuttgart New York
Daunderer M (1984) Akute Intoxikationen, 3. Aufl. Urban & Schwarzenberg, München Wien Baltimore
Deutscher Beirat für Erste Hilfe und Wiederbelebung (1991) Reanimation. Deutscher Ärzteverlag, Köln
European Resuscitation Council (1992) Guidelines for basic life support. Resuscitation 24: 103–122
Gorgaß B, Ahnefeld FW (1980) Der Rettungssanitäter. Springer, Berlin Heidelberg New York
Grauer K (1984) Problem solving in cardiac arrest. Mosby, St. Louis Toronto Princeton
Gulba DC, Westhoff-Bleck M, Reil GH (1990) Thrombolysetherapie des akuten Herzinfarktes – Ergebnisse und neue Entwicklungen. Dtsch Med Wochenschr 115: 187–195
Just H (Hrsg) (1987) Therapie mit Sympathikomimetika. Springer, Berlin Heidelberg New York Tokyo
Karliner JS, Gregoratos G (eds) (1981) Coronary care. Churchill Livingstone, New York Edinburgh London Melbourne
Kettler D (Hrsg) (1984) Kardiopulmonale und zerebrale Reanimation. Bibliomed, Bd 56, Melsungen
Larsen R (1987) Anästhesie. Urban & Schwarzenberg, München Wien Baltimore
Levy J (1981) Prognosis in nontraumatic coma. Ann Intern Med 94: 293–301

Löllgen HP, Dirschedl P (1991) Akuttherapie lebensbedrohlicher ventrikulärer Arrhythmien. Intensivmedizin 28: 469–477
Löllgen H, Meuret GH, Just H, Wiemers K (1985) Sympathikomimetika in der Notfall- und Intensivmedizin. Dtsch Ärztebl 82: 1951–1955
Mauritz W, Steinbereithner K (Hrsg) (1987) Cardiopulmonale und cerebrale Reanimation. Maudrich, Wien München Bern
Meuret GH, Löllgen H, Wiemers K (1984) Neue Aspekte der medikamentösen Therapie in der Reanimation. Dtsch Med Wochenschr 109: 350–354
Meuret GH (1984) Pharmakotherapie in der Reanimation nach Herz-Kreislauf-Stillstand. Springer, Berlin Heidelberg New York Tokyo (Anaesthesiologie und Intensivmedizin, Bd 162)
Montgomery WM, Donegan J, McIntyre KM (1986) Proceedings of the 1985 national conference on standards and guidelines for cardiopulmonary resuscitation and emergency cardiac care. Circulation [Suppl] 74
Ram CVS (ed) (1984) Cardiovascular emergencies. Cardiology clinics, vol 2. Saunders, Philadelphia London Toronto Mexico City Sydney Tokyo
Rossi R, Dobler G (1983) Notfall-Taschenbuch, 3. Aufl. Stumpf & Kossendey, Edewecht
Safar P (1984) Wiederbelebung. Thieme, Stuttgart New York
Safar P, Bircher NG (1988) Cardiopulmonary cerebral resuscitation, 3rd edn. Saunders, London
Sefrin P (1985) Notfalltherapie im Rettungsdienst, 3. Aufl. Urban & Schwarzenberg, München Wien Baltimore
Sefrin P (Hrsg) (1986) Der Schmerz in der Notfallmedizin. Zuckschwerdt, München Bern Wien San Francisco
Sefrin P (1986) Kompendium der Intensivmedizin. Zuckschwerdt, München Bern Wien San Francisco
Schölmerich P, Schuster HP, Schönborn H, Baum P (1980) Interne Intensivmedizin. Thieme, Stuttgart New York
Schuster HP, Pop I, Weilemann S (1983) Checkliste Intensivmedizin. Thieme, Stuttgart New York
Schuster HP, Nachtwey W (Hrsg) (1985) Die kardiopulmonale Reanimation und der reanimierte Patient. Zuckschwerdt, München Bern Wien San Francisco
Schuster HP (1984) Notfallmedizin. Enke, Stuttgart
Schuster HP (Hrsg) (1992) Throbolytika bei akutem Myokardinfarkt. Med Klin 87: 63–83
Schwartz GR, Safar P, Stone JH, Wagner DK (eds) (1986) Principles and practice of emergency medicine, 2nd edn. Saunders, Philadelphia London Toronto Mexico City Sydney Tokyo
Sibbald WJ (ed) (1984) Synopsis of critical care. Williams & Wilkins, Baltimore London Los Angeles Sydney
Stauch M (1985) Kreislauf-Stillstand und Wiederbelebung, 5. Aufl. Thieme, Stuttgart New York
Stopfkuchen H (1990) Notfälle im Kindesalter. Wiss Verlagsgesellsch, Stuttgart
Todd JC, Kelly JT, Keith GL et al. (1992) Active compression – decompression. A new method of cardiopulmonary resuscitation. JAMA 267: 2916–2923
Weißauer W (1986) Juristische Aspekte der Breitenausbildung in der Herz-Lungen-Wiederbelebung (Vortrag beim Workshop „Herz-Lungen-Wiederbelebung durch Ersthelfer", Göttingen)
Wolff G (1983) Die künstliche Beatmung auf Intensivstationen, 3. Aufl. Springer, Berlin Heidelberg New York Tokyo

Sachverzeichnis

Absaugen 16, 19, 102
Adrenalin 2, 63, 78, 79, 87, 96, 167
adrenerge Wirkungen 63
Ajmalin 175
Alarmierung 5, 130, 159
Alkalose 68, 144
Analgetika 180
Anamnese 139
Anästhetika 185
Anfahrtszeiten 163
Angiographie 145
Antiallergika 188
Antiarrhythmika 71, 173
Antidote 134, 193
Antihistaminika 188
Antikoagulanzien 192
Apallisches Syndrom 153
Apgar-Schema 101
Apomorphin 133
Applikationswege für
    Medikamente 58, 105
APSAC 114
Aspiration 11
Asystolie 77, 136
Atembeutel 32
Ateminsuffizienz 109, 110
Atemspende 27, 128
Atemstillstand 1, 5
Atemwege freimachen 1, 14, 102
Atmung, Reanimation 14
–, Überprüfung 6, 152
Atropin 72, 97, 176
Ausbildung 161, 163
Azidose 57, 84, 143
Azidoseausgleich 67

Ballonsonde 90
Barbiturate 74
Basismaßnahmen 39, 50

Beatmung 1, 27, 103
–, Fehler und Gefahren 34
Bergung 10, 127
β-Rezeptorenblocker 177
Bewußtlosigkeit 4, 11
Bewußtsein 130, 150
Biperidin 190
Blutverlust 123
Bolusgeschehen 23
bradykarde Rhythmusstörungen 90, 111
bronchial wirksame Medikamente 179
Buprenorphin 180
Butylscopolaminiumbromid 183

Clonidin 172
Computertomographie 149

Defibrillation 3, 79, 80 ff, 97
Defibrillator 84
Dexamethason 189
Diagnostik 4, 144
Diazepam 184
Digitalis 71
Digoxin 168, 176
Diuretika 178
Dobutamin 70, 169
Dopamin 65, 168
Doppler-Sonographie 145, 157
Dreifachhandgriff 15
Druckpunkt für Herzmassage 46

Echokardiographie 144
EEG 108, 154, 157
Effizienzkontrolle 52
EKG-Befund 77, 135
– -Diagnostik 9, 75
– -Überwachung 107, 141
Elektroden, Defibrillation 82, 97

elektromechanische Dissoziation 77, 129
Elektrotherapie 3, 75, 80, 97
Energiemenge, Defibrillation 84, 98
Entgiftung 132
Enzephalopathie 153
Erbrechen, provoziertes 133
Erstversorgung 56
Ertrinken 124, 129
Etomidat 186
evozierte Potentiale 149, 157
Exspirationsluft 28

Femoralispuls 8
Fenoterol 180
Fentanyl 183
Fibrinolytika 114
Fortbildung 159
Fremdkörperaspiration 1, 23, 98
Furosemid 178

Gehirn 73
Glukose 191
Grunderkrankung 135
Guedel-Tubus 20

Haloperidol 185
Halswirbelsäulenverletzung 128
Hämodynamik 148
Heimlich-Handgriff 1, 23, 98
Helmabnahme 13
Heparin 192
Herzbeuteltamponade 119
Herzdruckmassage 2, 41, 50, 104, 128
Herzinsuffizienz 112
Herzkompression 41
Herz-Kreislauf-System, Diagnostik 140
Herztod 107
–, plötzlicher 110, 160
Hilfsmittel 31
hirnorganisches Psychosyndrom 152
Hirnstamm 150, 154
Hirntod 108, 156
Hustenreanimation 55
Hydroxyäthylstärke 190
Hyperkaliämie 70
Hypokaliämie 64
Hypokalzämie 70
Hypoperfusion (Gehirn) 74
Hypothermie 107, 121, 126, 130

Hypoxämie 125
Hypoxie 57, 73, 77, 84, 152

Infektionsprophylaxe 130
Infusionslösungen 190
Intensivstation 130, 138
interne Herzmassage 54
intrakardiale Injektion 61
intratracheale Applikation 60
Intubation 34, 37
–, Neugeborene 104
Ipratropiumbromid 177

juristische Aspekte der Laienreanimation 162

Kalzium 70, 97
Kalziumantagonisten 13, 74, 175
Kammerflimmern 40, 64, 77, 136
kardiale Ursachen des Herz-Kreislauf-Stillstands 109
Kardioversion 98
Karotispuls 2, 8
Katecholamine 108
KCL-Ampullen 192
Ketamine 186
Kinder, Reanimation 92
Komplikationen
–, Herzdruckmassage 49
–, Pulmonaliskatheter 148
Kompressionsphase 43, 44
Koniotomie 26
Kornealreflexe 151
Koronarangiographie 144
Kortikosteroide 74, 130, 188
kristalloide Lösungen 191

Labordiagnostik 143
Lagerung 10, 37, 45
–, Neugeborene 100
Laienreanimation 135, 161, 162
Laryngospasmus 20, 22
Lidocain 3, 72, 87ff, 112, 173
Lungenembolie 116
Lysetherapie 113ff, 142

Maske 32
Medikamente 58, 167
–, Neugeborene 105
Mekoniumaspiration 103
Monitor-EKG 76

Sachverzeichnis

Morphinum hydrochloricum 181
motorische Antwort 152
Mundöffnung, Griffe 17
Mund-zu-Mund-Beatmung 30
Mund-zu-Nase-Beatmung 30
Muskelrelaxanzien 187
Muskeltonus 152
Myokardinfarkt 112

Nachbehandlung 129, 138
Natriumbikarbonat 3, 67, 78, 96, 191
Neugeborene 100
Neuroleptika 185
Neurologie 150
neurologische Beurteilung 150
– Restschäden 137, 152
– Untersuchung 150
Nifedipin 172
Nitrate 171
Nitroglycerin 171
Notfallkoffer 160, 165

Opiate 180
Orciprenalin 97, 170
Organisation der CPR 159
Osmotherapie 73

Parasympathikolytika 176, 183
Pentazocin 181
Perfusion, zerebrale und myokardiale 43, 62
Perikardpunktion 119, 120
Perikardtamponade 118
Pharmakotherapie 57
–, Neugeborene 105
–, Phasen 62
pharyngeale Tuben 20
Plasmaersatzlösungen 190
präkordialer Schlag 39
Prednisolon 188
Prognose 136, 146, 153, 154
Propafenon 72, 174
Protektion der vitalen Organe 73
Pulmonalisangiographie 117
Pulmonaliskatheter 117, 146
Puls 7
Pupillen 7, 53, 108, 151
Pyrazolonderivate 184

Qualifikation des Rettungsteams 164

Radialispuls 8
Rautek-Griff 10
Reanimationserfolg 135
Reanimationsmaßnahmen, Beginn und Beendigung 106
Relaxationsphase 44
renale Funktion 140
Rendez-vous-System 163
Reproterol 180
respiratorisches System 139
Rettungssanitäter 164
Rezeptorenblocker 177
Rhythmusstörungen 111, 113
Ringer-Laktat 183

Safar-Tubus 31
Sauerstoffverbrauch 65
Säuglinge, Reanimation 92
Säure-Basen-Haushalt 143
Schock, kardiogener 112
Schrittmachertherapie 90
Schrittmacherträger
–, Defibrillation 82
–, EKG-Überwachung 142
Sedativa 150, 184
Seitenlagerung 11
Sellick-Druck 33
Sofortdiagnostik 4
Stabilisierung vor dem Transport 55
Stationssystem 163
Stimulation, elektrische 91
–, Neugeborene 103
Streptokinase 115, 118
Stromunfall 120
Sturzhelm 12
Succinylcholin 187
Swan-Ganz-Katheter 90, 146
Sympathikomimetika 65, 70, 167, 179

Tauchreflex 126
Terminalstadium einer Erkrankung 107
Theophylline 179
Thiopental 195
Thoraxpumpmechanismus 43
Todesfeststellung 107, 122
Tramadol 182
Transport 55
transthorakaler Stromdurchfluß 85
transthorakale Sonde 90
Tubusgrößen 104

Sachverzeichnis

Überwachung 145
Umgebungstemperatur 137
Urapidil 173
Ursachen des
  Herz-Kreislauf-Stillstands 109

V. basilica 58
V. jugularis externa 60
vagale Stimulation 102
Vasodilatation 57, 65, 66, 171
Vecuronium 187
Venenpunktion 59
Verapamil 175
Vergiftungen 131

Verlegung der Atemwege 109
Vitalfunktionen 4, 138
Volumensubstitution,
  Neugeborene 105

Wendl-Tubus 21

Zeitfaktor 135
zentral wirksame
  Anticholinergika 190
zentraler Venenkatheter 61, 142
zentrales Nervensystem 141
zentralvenöser Druck 143

Springer-Verlag und Umwelt

Als internationaler wissenschaftlicher Verlag sind wir uns unserer besonderen Verpflichtung der Umwelt gegenüber bewußt und beziehen umweltorientierte Grundsätze in Unternehmensentscheidungen mit ein.

Von unseren Geschäftspartnern (Druckereien, Papierfabriken, Verpackungsherstellern usw.) verlangen wir, daß sie sowohl beim Herstellungsprozeß selbst als auch beim Einsatz der zur Verwendung kommenden Materialien ökologische Gesichtspunkte berücksichtigen.

Das für dieses Buch verwendete Papier ist aus chlorfrei bzw. chlorarm hergestelltem Zellstoff gefertigt und im pH-Wert neutral.

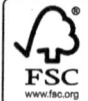

MIX
Papier aus verantwortungsvollen Quellen
Paper from responsible sources
FSC® C105338

If you have any concerns about our products,
you can contact us on
ProductSafety@springernature.com

In case Publisher is established outside the EU,
the EU authorized representative is:
**Springer Nature Customer Service Center GmbH
Europaplatz 3, 69115 Heidelberg, Germany**

Printed by Libri Plureos GmbH
in Hamburg, Germany